Dany Harel

Je maigris sans régime

J'élimine les Kilos en Trop Sans Sacrifices Inutiles

ISBN 9798874312435

« La nourriture devrait être une source de joie, pas de conflit. »

Michael Pollan

Né en 1955

Enseignant, essayiste et journaliste américain

PRÉFACE

« Laisse ta nourriture être ton remède et ton remède ta nourriture. »

Hippocrate

Philosophe et médecin de la Grèce antique

- 460, - 370 avant notre ère

Les pensées d'Hippocrate ont traversé les temps, jusqu'à servir encore de nos jours de bases au fameux serment qui porte son nom. Bien plus en arrière encore, nos ancêtres ont vécu sur Terre, se sont nourris, ont testé des choses bonnes ou mauvaises, se sont alimentés et sont arrivés à fonder ce qu'est notre humanité...

Chère Lectrice, Cher Lecteur, franchissons comme par magie tous ces millénaires pour un retour à la nature, dont nous sommes un élément indissociable, dans le but de nous permettre de considérer ce qu'est la nourriture, l'alimentation et le plaisir de trouver sur notre table des produits sains qui apportent à notre corps TOUT ce dont il a besoin.

Ce guide va vous permettre d'apprendre à connaître votre corps, ainsi que son fonctionnement, pour pouvoir atteindre vos objectifs en matière de surcharge pondérale, de manière saine et efficace. Vous allez découvrir et parcourir les connaissances essentielles qui sont indispensables à une perte de poids intelligente et durable.

Peut-être êtes-vous déjà de ceux qui vous dites « Fini les régimes draconiens qui me laissent frustré et épuisé. Il est temps que j'adopte une approche différente ! » Oui, vous avez raison, une méthode nouvelle, simple, qui soit axée sur la compréhension profonde de votre métabolisme, de vos émotions, de vos réactions à certaines situations et de vos habitudes alimentaires qui découlent de tout cela.

Nous ne maigrissons pas avec les régimes. Bien au contraire, dans la plupart des cas, l'objectif atteint n'est guère durable et nous reprenons du poids. Ceci vous dit quelque chose, n'est-ce-pas ?

Il est assez simple de choisir de partir à la découverte de soi-même. Ce qui signifie apprendre à reconnaître les signaux de votre corps et à détecter, comprendre et écouter vos émotions. Toutefois, « tenir » sur la durée se révèle être un exercice périlleux, si l'aspect naturel n'est pas pris en ligne de compte.

C'est ce dernier aspect qui permet de confirmer pourquoi les régimes échouent souvent et nous allons voir ensemble comment éviter ce piège. Saisissez à pleines mains les clés de votre pouvoir.

Celui de faire des choix délibérés et conscients pour votre alimentation, qui sera équilibrée pour la gestion de votre stress, et des stratégies avec lesquelles vous vous sentez en harmonie, vous évitant les terribles épisodes de « faim émotionnelle ».

Perdre du poids, ne peut aller sans se sentir mieux, avoir l'esprit clair et retrouver votre dynamisme. Chère Lectrice, Cher Lecteur, accueillez sur votre table de salon ou bien sur votre table de chevet, ce nouveau compagnon, porteur de savoir et de bien-être.

Vous allez apprendre à pratiquer l'auto-compassion, à adopter des habitudes saines, à trouver de la joie et de l'espoir, au long de votre périple vers une compréhension menant à une meilleure santé.

Vous êtes d'ores et déjà prêt à prendre le contrôle de votre corps, de votre alimentation et de votre bien-être, puisque vous avez acquis ce livre. Laissez-vous guider vers une transformation durable, sans régime, tout simplement grâce une compréhension profonde de ce dont votre corps a réellement besoin, comment le lui offrir, et faire de vous la meilleure version de vous-même.

C'est bien là toute la magie de ce livre, pour reprendre en conclusion de cette préface, les propos du début... La nourriture est votre remède. Et votre remède préféré va bientôt être votre nourriture !

Chère Lectrice, Cher Lecteur, vous allez pouvoir atteindre votre poids idéal sans avoir à vous infliger des moments pénibles. La simple connaissance de votre corps devrait vous permettre de vous mener à des résultats, actuellement inespérés, toutefois... durables !

AVERTISSEMENT

Ce livre est fourni à titre informatif uniquement et ne vise pas à remplacer les conseils, diagnostics ou traitements médicaux professionnels. Les informations, conseils et stratégies présentés dans ce livre sont basés sur les connaissances, les recherches et les expériences personnelles de l'auteur. Ils ne doivent pas être considérés comme des conseils médicaux ou professionnels.

L'auteur et l'éditeur de ce livre déclinent toute responsabilité pour toute blessure, dommage ou autre conséquence directe ou indirecte résultant de l'utilisation des informations contenues dans ce livre. Il est fortement recommandé de consulter un professionnel de santé qualifié avant de mettre en pratique toute recommandation ou stratégie mentionnée dans ce livre, surtout si vous avez des préoccupations ou des conditions médicales préexistantes.

En lisant ce livre, le lecteur accepte la responsabilité de l'utilisation des informations fournies et reconnaît que ni l'auteur ni l'éditeur ne peuvent être tenus responsables de toute réclamation ou perte découlant de son utilisation.

INTRODUCTION

Je vous souhaite la bienvenue et je suis véritablement ravi de pouvoir partager avec vous tout mon parcours de recherches, d'apprentissages, d'essais, de tentatives et de réussites.

Il est toutefois nécessaire que je vous dise que rien ne s'est fait en un jour, que c'est au bout de plusieurs années de persévérance que j'ai pu créer ici ce recueil, qui contient mes notes de découvertes que j'ai précieusement conservées, et classées, pour vous !

Pourquoi ai-je fait tout cela ?

Très simple. Ne prenez surtout pas cela pour de la prétention, mais rien, dans ce que j'ai consulté ou lu, à une certaine époque, ne pouvait satisfaire mon « appétit de savoir », euh.. sans jeu de mot !

Soit j'apprenais les vitamines, mais il manquait les minéraux. Soit je comprenais les glucides, mais je ne comprenais pas leur rôle dans mon corps, et encore moins pourquoi mes intestins, - que, en règle générale, je préfère oublier - jouent un rôle si crucial dans le but de fournir de l'énergie à notre corps.

Bref... Vous l'avez compris, sans être la panique, je voulais m'y retrouver et cesser de me sentir comme un corps fait de pièces mécaniques qui avaient des défaillances et sans jamais arriver à comprendre leur interaction !

Quelle ignorance ! Mais surtout, il me manquait l'essentiel. Quelque chose à lire, simple, clair, holistique, éducatif, constructif, non débilitant et... productif ! J'ai donc finalement eu l'idée de le créer !

Puisse la quête de votre poids santé et de votre bien-être optimal être un voyage personnel, agréable, que vous allez entreprendre à ce moment crucial de votre vie, vous apporter la réponse qui vous convient.

« Maintenant, oui, c'est maintenant que je dois faire quelque chose. »

C'est un déclic, peut être donné à votre esprit par votre corps lui-même ?

Cette démarche débute par une résolution, poussée par un désir profond de changer, de retrouver un équilibre perdu, le souvenir d'un pas alerte, d'une aisance à la respiration et, tout simplement de vous sentir mieux dans votre propre peau.

Première constatation, et non des moindres ! Trop souvent, ces aspirations sont entravées par la notion de « régime », un mot qui évoque immanquablement des restrictions, des privations, des challenges, des journées difficiles, des têtes qui tournent, des frustrations et des échecs.

Pourquoi ai-je poursuivi ce projet de livre ?

Je me suis efforcé de vous montrer, et démontrer, qu'il est possible de perdre du poids, d'adopter un mode de vie sain, de le maintenir, de l'installer dans votre vie, sans avoir à suivre quoi que ce soit de strict, contraignant et plus encore, décourageant.

Ici, je vous invite à explorer mon approche, différente, d'un insatiable curieux, axée sur l'équilibre, la compréhension de son propre corps et impliquant l'adoption de bonnes habitudes.

À un moment de votre vie, vous avez compris que de marcher à quatre pattes présentait moins d'avantages que de vous relever, dans le but de ne plus en utiliser que deux. Certes, au début, en vous agrippant à tout ce qui passait entre vos mains, canapé, jupe de maman, chaise de salle à manger, pantalon de votre grand-père.

Comprendre POURQUOI les régimes échouent, permet d'accéder à la perte de poids de manière saine et durable, permet de créer une relation positive avec sa nourriture et son propre corps.

Nous allons, ensemble, aborder les principes de l'alimentation saine, de l'activité physique régulière, de la gestion du stress, et de la pleine conscience, le tout, tout en douceur.

Oui, je dis cela, parce qu'il m'est apparu que pour certaines personnes, un « régime » peut être ô combien douloureux !

Nous allons aussi explorer les facteurs émotionnels qui sont directement liés à nos habitudes alimentaires, et je vous donnerai des outils permettant de gérer tout cela.

Bienvenue. De tout cœur, je vous souhaite une très belle nouvelle vie !

Dany

I - LA NUTRITION

Chère Lectrice, Cher Lecteur, comme je vous l'ai déjà précisé, j'ai rassemblé mes notes de découvertes. Bien précieusement conservées, classées, tout en cherchant à rendre le tout agréablement compréhensible, ce qui ne devrait pas vous noyer dans des flots de mots savants qui ne serviraient qu'à vous décourager. Je le sais ! Je suis, autrefois, maintes fois passé par cette étape.

Mais... Un minimum est nécessaire pour construire votre savoir. Et ceci commence par LA NUTRITION.

C'est VOTRE pilier fondamental de VOTRE santé et de VOTRE bien-être. Comprendre les principes de votre nutrition vous permet de prendre des décisions éclairées quant à ce que vous mangez, comment vous gérez votre poids, comment vous maintenez votre santé à long terme, mais surtout... comment vous attrapez un paquet dans un supermarché et comment vous le mettez dans votre chariot de courses... OU PAS !

En route pour les principes fondamentaux

Les essentiels, les nutriments

Ils sont tous des composés chimiques présents dans les aliments qui sont essentiels à notre vie, classés en six catégories principales.

Glucides, protéines, lipides, vitamines, minéraux et... l'eau.

Chacune de ces catégories joue un rôle spécifique dans le maintien de la santé, un peu comme un moteur, le véhicule, et le réparateur qui va avec. Pour faire simple, les glucides fournissent de l'énergie, les protéines sont les éléments constitutifs des tissus corporels.

Pour faire fonctionner tout cela, les lipides sont essentiels à la structure des membranes cellulaires et à la régulation de vos processus corporels, tandis que les vitamines et les minéraux sont nécessaires pour toutes, ou presque, les réactions biochimiques.

Comme pour 70 % d'eau de notre Terre, l'eau est autant vitale à notre vie et représente une grande partie de notre composition corporelle, curieusement, presque dans les mêmes proportions que sur notre planète Terre !

L'équilibre énergétique

Quant à l'énergie fournie par les nutriments, et principalement les glucides, les protéines et les lipides, elle est essentielle aux activités quotidiennes et à votre métabolisme. C'est pourquoi, pour arriver à vous lever le matin et à vitre votre journée, il est important de maintenir cet équilibre entre apport énergétique, les calories consommées, et la dépense énergétique, les calories brûlées.

Pas assez brûlées, ou trop importantes, induisent la prise de poids. La situation contraire est exacte. Elle conduit à une perte de poids non souhaitée. Dans les deux cas, cet équilibre est un facteur clé de votre gestion du poids corporel.

Les besoins nutritifs individuels

Les besoins nutritionnels ne sont aucunement linéaires, et varient grandement d'une personne à l'autre, en fonction de facteurs tels que l'âge, le sexe, l'activité physique, l'activité mentale, l'exposition à la nature, la région dans laquelle nous vivons, le métabolisme, et les objectifs de santé. Par conséquent, il vous est aisé de comprendre que personnaliser votre alimentation, en fonction de vos besoins spécifiques, est indispensable pour maintenir votre santé optimale.

La qualité des aliments

Bon, trouver du « Bio » est assez tentant, mais je vous dis ici que cela ne suffit pas toujours. Avant de choisir du bio, il y a une première étape, majeure dans votre nutrition. Je vous recommande donc de privilégier les aliments entiers et non transformés, riches en nutriments, pauvres ou totalement exempts d'additifs, sans sucres ajoutés et sans graisses saturées. Il reste quoi ? Les fruits, les légumes, certaines céréales complètes, le miel, les légumineuses, les noix et toutes les protéines maigres sont des choix alimentaires parfaitement sains.

L'équilibre des nutriments

Avoir des nutriments, c'est bien, encore faut-il qu'ils soient équilibrés, au risque de carences. Votre alimentation doit donc inclure des portions adéquates pour vous et de chaque catégorie de nutriments. Dans mes notes, les lignes directrices diététiques recommandent généralement

. que les glucides représentent environ 45 à 65 % de l'apport calorique total

. que les lipides soient de 20 à 35 % et

. que les protéines de 10 à 35 %.

Ne vous perdez pas dans des calculs pour l'instant, nous allons voir tout cela en détail !

La modération et la variété

La variété alimentaire est essentielle pour s'assurer de consommer tous les nutriments nécessaires, en mélange équilibré, précisément. Il est également important de manger avec modération pour éviter des excès de calories et de nutriments en excès potentiellement nocifs. Et puis des contenus d'assiettes variables, c'est bon pour le moral !

L'hydratation

L'eau est essentielle à la vie. Vos reins travaillent 7/7 et 24/24 à filtrer le sang dans des proportions incroyables. Il faut rester hydraté pour maintenir toutes les fonctions corporelles optimales, et le fonctionnement de tous les organes. Les besoins en eau varient en fonction de divers facteurs, notamment l'âge, le niveau d'activité et le climat, mais quelques mots de têtes peuvent être les premiers signaux d'un manque d'eau !

Les objectifs de santé

La nutrition peut être utilisée pour atteindre des objectifs de santé spécifiques, tels que la gestion du poids, la prévention de maladies, la performance sportive, la guérison de maladies, et bien évidemment le soutien de la croissance chez les enfants, et le bon fonctionnement, depuis les pieds jusqu'au cerveau, chez les adultes.

Le mécanisme complexe de la nutrition

Il décrit comment votre corps assimile, transforme et utilise les nutriments contenus dans les aliments pour se maintenir en santé, maintenir la croissance et le renouvellement des cellules, en fait... la « marche » et le bon fonctionnement au quotidien.

Notre corps est construit de plusieurs systèmes et contrairement à ce que nous pourrions penser, la nutrition n'a pas de relation avec « seulement » le système digestif, loin de là !

Digestion

C'est le processus initial de la nutrition. Elle commence dans la bouche, avec même une seule bouchée, ainsi qu'avec la mastication des aliments. Puis votre aliment est mélangé à votre salive, qui contient des enzymes permettant de décomposer les glucides, et pour y ajouter du liquide, ce qui va faciliter la déglutition de votre « bol alimentaire ». Ensuite, l'aliment passe dans votre estomac, où les acides gastriques et les enzymes digestives décomposent davantage encore les nutriments. Le mélange résultant, appelé chyme, se dirige ensuite - petit à petit - dans l'intestin grêle. C'est là que la majeure partie de votre digestion et de l'absorption des nutriments a lieu.

Et pas l'estomac ?

Eh bien, non, pas l'estomac. Ceci s'explique par le fait que les enzymes pancréatiques et les sels biliaires contribuent grandement à la digestion des lipides.

Fin du voyage... Les nutriments sont ensuite absorbés, passant à travers la paroi extrêmement fine de l'intestin grêle, pour partir dans la circulation sanguine.

Absorption

Les nutriments digérés, tels que les acides aminés qui constituent des protéines, les monosaccharides qui constituent les glucides, et les acides gras de ces lipides, sont littéralement utilisés, en passant à travers les cellules de la paroi intestinale, tout comme les vitamines et les minéraux, à ce stade. Ils partent ensuite dans la circulation sanguine, dont le sang va les transporter vers tous les tissus et tous les organes du corps.

Transport

Les nutriments voyagent dans tout le corps grâce à la circulation sanguine. Si je prends l'exemple du glucose, il part jusqu'aux cellules pour être utilisé comme source d'énergie, tandis que les acides aminés sont utilisés pour le renouvellement, la construction et la réparation des tissus. À chacun son métier, n'est-ce-pas ?

Stockage

Il faut savoir que certains nutriments, par exemple le glucose, sous forme de glycogène, sont stockés dans le foie et dans les muscles en vue d'une utilisation ultérieure. Et sur le même modèle de stockage, eh bien, les lipides en excès sont stockés dans vos cellules adipeuses, sous forme de triglycérides, qui peuvent être utilisés comme source d'énergie ! Une jolie réserve bien stockée, notamment lorsque vos besoins caloriques dépassent l'apport alimentaire.

Métabolisme

Le métabolisme est ce qu'est capable de faire votre corps, au point de vue traitement chimique. Il s'agit en effet de l'ensemble des réactions chimiques qui se produisent dans votre corps, qui permettent de maintenir la vie. Rendez-vous dans tous les systèmes, bien sûr, et très multi-tâches. Effectivement, cela inclut la conversion des nutriments en énergie, la synthèse des protéines et d'autres composés, la régulation de votre température corporelle, la régulation cardiaque. Comme il se doit, votre métabolisme est variable, influencé par des facteurs tels que votre âge, votre sexe, votre niveau d'activité physique et mentale et votre état de santé en général.

Élimination

La dernière étape d'une bouchée de nourriture est l'élimination de ce qui ne profite pas à votre corps. Ce que nous appelons les déchets métaboliques et les substances non absorbées, sont éliminés du corps par le biais du système excréteur, principalement les reins. L'urine est le principa produit d'élimination des déchets métaboliques, complété par le gros intestin qui prend en charge les matières solides à éliminer.

Tous ces mécanismes de la nutrition sont interconnectés, permanents, et contribuent à maintenir l'homéostasie, c'est-à-dire l'équilibre interne de votre corps.

Vous avez appris dans ce chapitre que, avec tout l'enchaînement de toutes ces actions, votre corps est une véritable usine qui ne connaît jamais de repos. Pour fonctionner, elle a besoin d'une alimentation équilibrée et adaptée à vos besoins individuels, ce qui est essentiel pour assurer le fonctionnement optimal de vos mécanismes nutritionnels et, par conséquent, de votre santé globale.

Maintenant, nous allons étudier de nombreux POURQUOI.

Et le premier va vous faire comprendre ce qu'est un échec, en dehors du fait qu'il soit une opportunité !

NOTES PERSONNELLES

II - PERTE DE POIDS... COMPRENDRE

Cette partie me touche particulièrement à cœur, parce que, justement, c'est là que j'ai longtemps échoué. L'une de mes cousines a été un véritable trouble-fête dans ma quête, en m'interrogeant régulièrement sur mes petites victoires. Je faisais des efforts constants, des privations agrémentés de discipline digne d'un cosmonaute. Elle, ma cousine, ne voyait pas de changement, lors de chacune de nos rencontres, me taquinait largement sur « mes exploits » en matière de régime.

Cela me faisait de la peine, mais je dois dire qu'elle, à sa façon, m'a fait du bien, me lançant une sorte de grand coup de pied dans ma fourmilière, c'est pourquoi, je suis reparti de zéro. Et c'est ainsi que les fondations de ce livre sont nées !

Allez ! Prêts pour les notes supplémentaires ? La première, je vous GARANTIS que c'est la PLUS importante !

Pourquoi l'échec ?

Ah ! Ah ! La voilà LA question ! Les régimes échouent souvent pour diverses raisons, comme dirait Monsieur Jacques de Chabannes de La Palice. Voyons-les ensemble...

Leur caractère restrictif rend votre perte de poids encore plus difficile à maintenir à long terme. De tels régimes imposent des limites sévères, des calculs d'apothicaires, en termes de calories ou de types d'aliments, ce qui est très difficile à respecter sur la durée, qui se compte en mois généralement. Vous avez des préférences alimentaires qui vous sont propres et naturelles et vous avez besoin de manger une variété d'aliments pour être satisfaits, gustativement parlant, ainsi que sur le plan santé.

De tels régimes sont fréquemment associés à des effets yo-yo, puisque rien n'est stabilisé, et finalement, le résultat est obtenu « dans la violence », au moins pour vos cellules. Effectivement, bien qu'ils puissent se concrétiser par des pertes de poids rapides, celles-ci sont souvent temporaires. Une fois que vous levez toutes les restrictions alimentaires que vous vous êtes imposées, vous allez avoir tendance à reprendre votre poids perdu, voire à en gagner plus que vous n'en aviez auparavant. Cela crée des cycles de perte de poids suivis de ceux de reprise de poids, qui peuvent être néfastes pour votre santé, sans parler de l'aspect psychologique et les découragements.

Certains régimes peuvent ralentir votre métabolisme. Ce qui veut dire que, en réponse à une restriction calorique, le corps s'adapte en réduisant sa dépense d'énergie, ce qui rend la perte de poids plus difficile à long terme. Votre corps se dit littéralement « hum, période de disette, je garde tout ce que j'ai en réserve ! ».

Exactement comme dans le cadre d'une éducation stricte, les régimes qui le sont... génèrent inévitablement des sentiments de frustration, de privation et de culpabilité. Vous pouvez ressentir une « pression émotionnelle », et plus vous respectez les règles du régime que vous avez choisi, plus tout cela devient stressant.

Voyons du côté des muscles, ce qui peut être alarmant ! Certains régimes entraînent une perte de masse musculaire qui s'ajoute à la perte de graisse, franchement indésirable pour la santé à long terme. Là aussi s'ensuit une possible réduction de votre métabolisme de base.

Certains régimes éliminent de façon radicale des groupes entiers d'aliments, qui pourtant sont indispensables au fonctionnement de vos cellules. Les conséquences ne se font pas attendre, je pense ici à des carences en nutriments essentiels.

Avez-vous, par ailleurs, déjà songé que certains régimes ne tiennent généralement pas compte de votre mode de vie et de vos besoins individuels ? En toute bonne logique, la vie d'un sédentaire, différente de celle d'un actif, fait que ce qui fonctionne pour une personne ne va pas fonctionner pour une autre, en raison des différences de besoins, des activités, des horaires et des préférences.

Les émotions ont une énorme importance dans notre vie, et cet aspect est bien souvent mis de côté lorsqu'il s'agit de parler d'alimentation. Très rares encore sont les régimes qui traitent des aspects émotionnels liés à la nourriture. Les croyances, les émotions, le stress, l'anxiété, le regard des autres, la culpabilité, ou le manque de plaisir, la tristesse ou l'ennui... Il y a mille causes qui peuvent entraîner une sur, ou sous alimentation, ou une alimentation dite « émotionnelle ».

En conclusion de cette partie « échec » de régime, je vais aller droit au but. Entamer un régime sans avoir une compréhension approfondie de votre nutrition et de votre gestion de poids, des causes émotionnelles et de votre environnement, rend difficile votre prise de décision éclairée, qui puisse être tenue.

Enfin, arrive ici un dernier aspect. Ce que j'appelle « l'influence de la photo retouchée ». Les normes de beauté et de poids imposent des pressions sociales telles qu'elles peuvent pousser certaines personnes à suivre une image influençant leur régime, à tort, puisque cela ne convient pas à leur situation individuelle. L'inspiration venant de l'image - fausse - des autres, est un aspect à oublier totalement. S'aimer et être soi-même fait partie d'un TOUT de bien-être. Tout le monde le sait... Cette pression sociale peut entraîner des comportements alimentaires particulièrement malsains. Pour réussir à perdre du poids de manière durable, je recommande vivement d'adopter une approche équilibrée, holistique, multicritères, axée sur des habitudes alimentaires saines, une activité physique régulière, une gestion du stress, une meilleure compréhension de soi et de la nutrition, dans son ensemble.

Une approche axée sur le bien-être et la santé à long terme sera toujours plus efficace que les régimes à court terme.

C'est tout le but de ce livre… Débuter, réussir et que cela dure !

Retenir les bases…

Ces bases sont multiples, et pour progresser, il faut les comprendre pour réussir à maigrir sans régime. Le sucre, la graisse, les aliments industriels, les additifs alimentaires, nous y reviendrons. En revanche, pour débuter, c'est au cœur de ce processus de perte de poids que se trouve la relation entre les calories consommées et les calories « grillées ». Pour perdre du poids, vous devez créer un déficit calorique, c'est-à-dire consommer moins de calories que ce que votre corps dépense. Cependant, cette équation est plus complexe qu'il n'y paraît. Les calories doivent être de meilleure qualité !

Voyons tout cela de plus près...

Le concept de déficit calorique repose sur une compréhension fondamentale, celle que votre corps a besoin d'une certaine quantité de calories pour maintenir son fonctionnement des organes, des muscles et du poids. Cette quantité dépend de plusieurs facteurs, comme nous l'avons déjà vu. Pour rappel, votre âge, votre sexe, votre taille, votre niveau d'activité physique et votre métabolisme, avec l'ajout d'aspects génétiques. Votre métabolisme de base s'établit sur une norme, c'est-à-dire, ce que votre corps brûle au repos pour maintenir vos fonctions vitales, cerveau, cœur, respiration, ainsi que la régulation de votre température corporelle et votre digestion.

En apportant moins de calories à votre métabolisme de base et à votre niveau d'activité physique, votre corps va commencer à puiser dans vos réserves de graisse pour compenser le manque d'énergie dont il souffre. C'est à ce moment que la perte de poids de graisse se produit. Enfin, en principe. Toutefois, je rev ens ici sur le fait que le processus n'est pas linéaire, car votre corps peut réagir à une « disette » en ajustant son métabolisme lui permettant d'économiser de l'énergie.

Je reviens maintenant sur l'aspect de la qualité des calories que vous consommez qui joue un rôle crucial. Les aliments riches en nutriments, comme les légumes, les fruits, les protéines maigres et les légumineuses, les grains entiers ou les noix, fournissent un cocktail de vitamines, de minéraux et de fibres, essentiels à votre santé, qui est parfait ! Ce type d'aliments, dont la qualité vous apporte ce qu'il vous faut, vous aident à vous sentir rassasié plus longtemps, ce qui réduit les fringales et les tentations d'excès alimentaire.

En ce qui concerne ce dernier point, je crois que je ne le dirai jamais assez. Les aliments riches en sucres ajoutés, en additifs, en graisses saturées et en calories qui ne valent rien, les « calories vides » peuvent rapidement augmenter votre apport calorique sans vous rassasier. Cela vous coupe momentanément l'appétit, mais cela ne vous nourrit pas. Et le pire, c'est que cela peut rendre la perte de poids encore plus difficile.

Par conséquent, il vous est important de faire des choix alimentaires éclairés en privilégiant des aliments naturels, nutritifs et qui apportent quelque chose de sain.

Voici que, ici, je vous propose de résumer. Attention ! Il y a « interro'écrite » après ! Euh, non, je plaisante, mais cette compréhension est essentielle avant de poursuivre.

Donc, les bases de la perte de poids consistent à obtenir un déficit calorique obtenu par moins d'apport de calories que ce que votre corps dépense. Ce n'est pas tout, car il est impératif de maintenir un équilibre nutritionnel en choisissant des aliments sains pour nourrir votre corps correctement, tout en perdant du poids.

Le rôle des calories

Voulez-vous que je vous dessine une calorie ? Eh bien, à défaut de dessin, je vais vous en faire son portrait. Une calorie est une unité de mesure d'énergie fournie par un aliment, chaque calorie est utilisée par votre corps pour vos fonctions quotidiennes, respirer, marcher, penser, digérer... Comprendre le portrait global d'une calorie est essentiel pour que vous puissiez établir un équilibre entre votre apport et votre dépense d'énergie pour atteindre vos objectifs de perte de poids.

Pour perdre du poids, lorsque vous maintenez un déficit de ce genre, votre corps commence - en principe - à puiser dans ses réserves dans le but de compenser tout en utilisant ses réserves, ce qui entraîne votre perte de poids.

Ah, si c'était si simple... Mais non, l'étude du portrait de la calorie comprend d'autres étapes.

Il faut noter que chaque calorie n'est pas équivalente à sa « cousine », et elle varie grandement du lieu où elle se trouve. En d'autres termes, les différentes sources de chaque calorie ont des effets variables sur la satiété, le métabolisme et la santé en général. Par exemple, cent calories provenant de légumes valent bien mieux que cent calories provenant de bonbons, l'une ou l'autre n'aura pas le même impact sur votre corps. Les légumes vous fournissent des fibres, des vitamines et des minéraux essentiels, en plus de vous rassasier, ce qu'aucun bonbon ne peut concurrencer ! Ces derniers sont riches en sucres industriels et ajoutés et manquent cruellement de nutriments.

La qualité de chaque calorie que vous consommez est donc importante. Les aliments qui vont nourrir votre corps et vos muscles, tels que les légumes, les fruits, les protéines maigres et les légumineuses entières, doivent donc constituer la base de votre alimentation. Tous fournissent des nutriments essentiels à votre santé tout en aidant à contrôler votre appétit.

De plus, il vous faut prendre en compte l'équilibre entre chaque macro-nutriment, c'est-à-dire vos protéines, vos glucides et vos graisses ingurgitées.

Chaque macro-nutriment a un rôle spécifique ciblé dans le fonctionnement de votre corps. Comme nous l'avons déjà vu, les protéines aident à la réparation et à la croissance de vos tissus, les glucides fournissent votre énergie, et les graisses sont essentielles à vos nombreuses fonctions corporelles. Un équilibre approprié de ces macro-nutriments contribue directement à une alimentation saine et à la réussite du plan que vous allez mettre en place.

Enfin, la manière dont vous répartissez vos calories tout au long de la journée peut avoir un impact sur la gestion de votre appétit. Manger le soir n'est pas nécessairement une bonne idée, en revanche, manger régulièrement des repas équilibrés, intercalant des collations peut vous faire éviter les pics, fringales et autres désagréments.

En résumé, comprendre le rôle de chaque calorie est essentiel pour gérer votre poids de manière saine. Créer un déficit calorique en consommant moins de calories que ce que vous grillez, c'est bien, mais il est tout aussi important de choisir des aliments de qualité, que vous cuisinez vous-même, permettant d'équilibrer vos macro-nutriments pour assurer votre alimentation saine. La gestion de chaque calorie que vous prenez, de manière consciente, va vous aider à atteindre votre objectif de poids de santé, tout en favorisant votre bien-être général, le moral au top et les idées claires !

Métabolisme et perte de poids

J'en ai déjà parlé, votre métabolisme joue un rôle prépondérant dans votre perte de poids, car cela détermine directement la vitesse à laquelle votre corps grille des calories. Comprendre votre métabolisme et comment il influence votre perte de poids est essentiel pour que vous puissiez prendre des décisions éclairées lors de votre progression de vos efforts.

Je vais ici illustrer mes propos en vous expliquant que, durant des années, je n'ai pas tenu compte de la saison durant laquelle je débutais un régime ou un changement d'alimentation. Pourtant, après avoir pris quotidiennement des notes sur ce qui se passait, eh bien, j'ai pu comprendre que mon métabolisme m'aidant grandement dans les mois de printemps et d'été et qu'il répondait absent durant les mois d'hiver.

Votre métabolisme de base, parfois appelé métabolisme au repos, représente la quantité d'énergie que votre corps dépense pour maintenir vos fonctions vitales, ce sont les calories que votre corps brûle lorsque vous êtes au repos. Votre métabolisme de base est en grande partie déterminé par des facteurs génétiques, tels que votre âge, votre sexe, votre masse musculaire et votre composition corporelle, et... la saison !

Lorsque vous créez un déficit calorique en consommant moins de calories que ce que votre métabolisme de base et votre niveau d'activité physique combinés nécessitent, votre corps commence à chercher l'énergie. Là où la constatation est nouvelle, c'est qu'il peut jouer le jeu avec vous, ou bien... pas du tout !

C'est ainsi que la perte de poids se produit, mais plus ou moins bien et plus ou moins vite, le métabolisme n'est pas statique. Il peut changer au fil du temps et au fil des saisons, et selon d'autres aspects.

L'un d'entre eux est à considérer en priorité, votre masse musculaire. Vos muscles brûlent plus de calories que la graisse, ce qui signifie que si vous augmentez votre masse musculaire, vous pouvez augmenter votre métabolisme de base. C'est pourquoi des exercices de musculation sont souvent recommandés aux personnes souhaitant perdre du poids de façon durable.

Nous l'avons vu précédemment, le corps se dit « au secours, je manque ! », donc la restriction calorique excessive et des régimes induisant l'effet « yo-yo » peuvent ralentir votre métabolisme. Le cercle vicieux s'inscrit, perte de poids rapide, une partie de cette perte peut être de la masse musculaire perdue, réduisant votre métabolisme, ce qui rend votre perte de poids plus difficile, et ainsi de suite.

Seuls les aliments de qualité, riches en nutriments fournissent à votre corps tous les éléments nécessaires pour fonctionner correctement, alors qu'une alimentation déséquilibrée peut affecter négativement votre métabolisme.

Ainsi, il est un élément clé de votre perte de poids. Comprendre comment il fonctionne chez vous, et à quelle saison, comment il est influencé par des facteurs tels que votre masse musculaire et la qualité de votre alimentation, est une démarche essentielle. Cela vous aide à prendre des décisions éclairées pour atteindre vos objectifs.

Et je terminerai ce chapitre par cette phrase de conclusion...

Votre perte de poids ne se limite pas seulement à la réduction de vos calories, mais également à la création et à l'atteinte de votre équilibre métabolique optimal pour votre bien-être à long terme.

III - MANGER SAINEMENT

Je ne suis assurément pas un passéiste, mais avant l'apparition de la nourriture industrielle, vous ne mangiez, de facto, que des aliments sains. Et je dois dire que faire ses courses devient périlleux et la lecture des étiquettes s'impose ! Mais voyons cela en détail...

L'alimentation est l'une des clés fondamentales de la perte de poids et du maintien d'un mode de vie sain. Il est grand temps pour nous, de partir en exploration, j'entends par là découvrir ou redécouvrir les principes d'une alimentation équilibrée, contenant les groupes essentiels alimentaires jusqu'à la planification des repas. Nous allons étudier les choix alimentaires qui nous sont proposés, pour jouir d'une perte de poids sans ressentir ni manque, ni privation, ni compromettre notre santé.

La vérité - la bonne nouvelle même - est que manger sainement ne signifie pas nécessairement renoncer à tous les aliments que vous aimez. Au contraire, il s'agit pour vous de trouver un équilibre entre ce qui est bon pour votre corps et ce qui est bon pour votre plaisir, grâce, entre autres, aux endorphines liées à votre alimentation.

Voici toutes mes notes qui constituent l'étude des bases d'une alimentation saine, que j'ai accumulées au long des mois et des années, mettant l'accent sur la variété, la modération et la compréhension des besoins spécifiques d'un individu et de son corps.

Nous allons examiner de plus près les différents groupes alimentaires essentiels et la place qu'ils tiennent dans ce qu'est une alimentation équilibrée. Effectivement, comprendre comment ces groupes interagissent va vous aider à choisir le contenu de vos repas.

Le dernier point que je souhaite aborder ici, c'est la planification des repas, un élément clé, très loin d'être anodin, qui aide largement à maintenir des sources saines de nourriture. Un minimum de planification va vous permettre de concevoir des repas nutritifs, de les préparer, pour le côté « plus ». Et pour le côté « moins », arriver à éviter vos choix alimentaires relevant de l'impulsion, tout cela pour parvenir à gérer votre appétit.

Prêt à créer des repas savoureux et sains, tout en appréciant votre nouvelle alimentation ?

Principes d'une alimentation équilibrée

Comme un bon film est fait d'éléments essentiels, du suspense, des émotions, et un bon scénario, une alimentation équilibrée assure un mode de vie sain, quelle que soit votre situation pondérale.

Ce scénario d'alimentation repose sur des principes clés immuables, qui visent à fournir à votre corps les nutriments dont il a besoin, parfait au niveau de l'équilibre et adéquat en termes de quantités et de variété.

Partant de ce dernier mot, voici en quoi la variété alimentaire me semble intéressante.

Une alimentation équilibrée doit être variée. En intégrant une palette d'aliments assez large dans votre régime alimentaire, vous vous assurez que votre corps reçoit un éventail complet de nutriments, de vitamines et de minéraux, et du plaisir à prendre vos repas.

Chaque groupe alimentaire apporte des éléments nutritifs spécifiques, et en les combinant, vous bénéficiez de tout ce dont vous avez besoin pour rester en bonne santé.

J'ajoute ici les notions de proportion et de modération.

L'équilibre entre les quantités est essentiel. Une alimentation équilibrée implique de manger en proportion de vos besoins caloriques. Cela signifie que de manger trop ou trop peu ne convient pas. De plus, cette modération est cruciale, car elle permet d'éviter les excès de sucre, de sel, et autres graisses saturées.

À la modération s'ajoute le rythme de la prise des aliments. Manger lentement et mastiquer longuement permet au sentiment de satiété de vous transmettre l'information « Stop ! Le repas est fini ! ».

Les aliments à privilégier sont définitivement des aliments non transformés.

Les aliments entiers et non transformés peuvent être la base de votre alimentation équilibrée, très faciles à préparer de surcroît ! Ces aliments sont naturellement riches en nutriments, les additifs sont rares ou inconnus, tout comme les sucres raffinés et les graisses saturées.

Quelques exemples ? Bien sûr ! Tous les légumes, tous les fruits de saison, les grains entiers et légumineuses, lentilles, pois, haricots, les protéines maigres des poissons. Si vous optez pour ces aliments, vous fournissez à votre corps une nutrition de qualité, sans les excès de calories vides, qui ne servent en rien votre santé, qui sont monnaie courante dans les aliments transformés.

Je n'oublie pas l'hydratation.

L'eau est essentielle pour une alimentation équilibrée, et pour le bon fonctionnement des organes qui s'occupent du « tri » de votre alimentation. L'hydratation jouant donc un rôle crucial dans vos fonctions corporelles, la digestion, l'élimination des déchets par l'urine, la régulation de votre température corporelle tout comme le transport des nutriments.

Vous voyez à quel point il est important de rester hydraté en buvant suffisamment d'eau tout au long de la journée. Oui, j'ai dit de l'eau, pas du soda, et de préférence de source.

J'ai gagné en évitant les régimes restrictifs.

Cela peut paraître surprenant, mais les régimes très restrictifs, souvent caractérisés par des limitations sévères en termes de calories ou d'aliments autorisés, sont frustrants, décourageants, difficiles à suivre et sont généralement inefficaces, surtout à long terme. De surcroît, ils peuvent entraîner des déséquilibres nutritionnels, ce qui anéantit la durabilité de ces régimes. Il vous est de loin préférable d'opter pour une approche nutritionnelle avec une belle variété d'aliments, tout en contrôlant les portions, en travaillant sur le goût, ce qui satisfait l'esprit, tout en favorisant une nutrition équilibrée.

J'ai appris à écouter mon corps, alors... à votre tour !

La pleine conscience, alors que vous mangez, est un principe essentiel. Cela signifie être attentif à votre mastication, à votre déglutition, à vos signaux internes de faim et de satiété. Comment faire ? Mangez lentement, pensez à ce que vous faites, ne faites pas une autre activité en même temps.

Non, prenez du plaisir à savourer chaque bouchée et soyez ainsi conscient de votre appétit. En écoutant votre corps, vous pouvez gérer vos portions, éviter les écarts - même involontaires - et satisfaire vos besoins nutritionnels, sans subir des excès inutiles que vous pourriez regretter !

Comme je l'ai appris, vous serez rapidement en mesure de créer un plan alimentaire qui favorise votre bien-être général. Une alimentation équilibrée est devenue pour moi une source de plaisir, de santé et de vitalité. À votre tour de ressentir les bienfaits à long terme !

Les groupes alimentaires essentiels

Les groupes alimentaires essentiels à trouver dans votre panier, lors de vos achats, sont toutes ces catégories d'aliments qui fournissent les nutriments nécessaires et suffisants. Votre alimentation équilibrée repose sur une combinaison de tous ces groupes, pour vous assurer, sans faille, une nutrition complète.

Les fruits et légumes sont les premiers qui se présentent à l'esprit.

Ils sont riches en vitamines, en minéraux, en fibres et antioxydants. Ils sont essentiels pour maintenir un système immunitaire fort, favoriser une digestion saine, et réduire le risque de nombreuses maladies. Les légumes verts, les légumes à feuilles vertes, les patates douces, les courges, les brocolis, les carottes et les tomates sont des exemples de choix sains.

Choisissez des légumes de saison, si possible directement du producteur, pour maximiser votre gamme de nutriments.

Les légumineuses oubliées.

Pourtant, lentilles, lentilles rouges, pois chiches et haricots secs sont des merveilles. Pour ces derniers, choisissez-les rouges, car ils sont, de plus, des champions en matière de protéines !

Tout ce que j'appelle les grains entiers doivent se trouver sur votre table.

Riz brun, avoine, quinoa sont les trois incontournables, si riches en fibres et en glucides complexes. Ils fournissent une énergie durable, aident à contrôler la glycémie et soutiennent la satiété. Ces grains entiers sont également une source profitable de vitamines B et de minéraux essentiels, tels que le magnésium et le fer.

Les protéines, si chères aux sportifs !

Elles sont les éléments de construction de votre corps, comme vu précédemment. Elles sont nécessaires à la croissance, à la réparation des tissus et au maintien de votre masse musculaire. Dans quoi en trouver ? Très simple, la viande maigre, la volaille, le poisson, les légumineuses, les noix et quelques produits laitiers. Et non, pas les cacahuètes ! Recevez les acides aminés essentiels que votre corps ne peut pas produire de lui-même.

Pour ce qui est des produits laitiers, oui, mais...

Certaines personnes sont facilement allergiques, et puis, après tout dans la nature, seuls les bébés et les enfants en très bas âge boivent du lait maternel. Toutefois, certains produits laitiers sont très intéressants, surtout pour la santé des intestins.

Je pense au kéfir, aux fromages à pâte dure, qui sont riches en calcium, bon pour la santé de votre squelette. Ils fournissent également des protéines, des vitamines, notamment de la D. Les autres produits laitiers contiennent tous - généralement - beaucoup de sucre, des édulcorants, des additifs, des parfums, et les versions faibles en matières grasses ou sans matières grasses sont largement complétés, hélas, de divers additifs.

Il y a des matières grasses qui sont, non seulement saines, mais parfaitement indispensables !

Les matières grasses sont vitales ! À condition de choisir des sources saines. Les graisses insaturées, présentes dans les avocats, les noix, les huiles végétales et les poissons gras, sont incontestablement bénéfiques pour votre santé cardiovasculaire.

Évitez ou limitez le plus possible, les graisses saturées et les graisses « trans », à trouver dans les aliments transformés et frits.

Sucre et sel, quel dilemme !

En fait non. C'est peut-être ici la plus simple de mes notes. Dans les aliments naturels, il y a suffisamment de sucre et de sel, et dans les proportions dont votre corps a besoin. Tout ajout est... un ajout de trop ! Tous les sucres et les sels ajoutés, partout dans les boissons sucrées et les produits transformés, sont associés à des problèmes de santé très préoccupants à l'échelon mondial, je parle de l'obésité et du diabète. Trop de sel augmente la pression artérielle.

Je combine désormais judicieusement ces groupes alimentaires essentiels, je peux ainsi me créer un régime alimentaire équilibré qui répond à mes besoins en nutriments. Et pour vous, il en sera de même. Ce livre n'est pas un livre de cuisine, aux allures génériques. Chaque individu est différent, consultez un nutritionniste permet de personnaliser votre plan alimentaire en fonction de votre âge, de votre sexe, de votre niveau d'activité physique et de vos objectifs. Ce qui est à retenir de mes notes ci-dessus, c'est qu'une alimentation variée et équilibrée contribue à la perte de poids, à son maintien, mais à une meilleure santé générale.

La planification des repas, des décisions personnelles

Une planification va de pair avec une alimentation saine et la gestion de votre masse corporelle, en conscience, ce que vous allez manger, pourquoi et quand, plutôt que de céder à des choix alimentaires impulsifs, car vous contrôlez les portions.

Lorsque vous planifiez vos repas, vous avez une parfaite idée de la quantité de nourriture nécessaire pour répondre à vos besoins nutritionnels du moment, l'hiver ? L'automne ou l'été ? Tout cela n'est pas pareil. Évitez de manger excessivement, et plus jamais de repas pris à la hâte ou face à des portions généreuses.

Votre planification de vos repas vous permet d'éviter les choix peu sains. Vous vous encadrez, vous savez ce que vous allez manger, ceci laisse peu de place à toute tentation ou à des collations peu nutritives. Les fringales sont généralement ainsi éloignées tout autant que les envies qui peuvent entraver vos progrès en matière de maintien de poids.

En planifiant vos repas réguliers et équilibrés, vous gérez en quelque sorte votre appétit. L'envie incontrôlable est moins susceptible de vous submerger, ce qui vous réduit les risques de grignotage entre les repas.

Que prévoir ?

Les repas planifiés à intervalles réguliers contribuent également à maintenir un métabolisme stable, ce qui peut favoriser la perte de poids. Pour ma part, c'est un important petit-déjeuner, une collation en milieu de matinée, un déjeuner léger, un goûter (eh oui, comme les enfants), un dîner léger, voire frugal. Vraiment frugal !

Toute planification de repas est finalement un outil puissant pour maintenir une alimentation saine et pour atteindre des objectifs de maintien de poids, de manière réaliste, s'inscrivant dans la durée.

Ceci vous permet de prendre le contrôle, de maximiser la qualité, de minimiser les écarts et de garder le cap nutritionnel. En intégrant cette planification des repas dans votre routine, vous pouvez créer des habitudes alimentaires positives qui soutiennent votre santé à long terme.

Cuisson vapeur, préparation, disons... cinq minutes, au maximum ?

Alors, le mardi, c'est votre jour des patates douces au curry rouge Thaï et coriandre ?

NOTES PERSONNELLES

IV - LES PORTIONS ALIMENTAIRES

Chère Lectrice et Cher Lecteur,

j'en ai fini avec ce que j'appelle les bases, je vais poursuivre en abordant le contrôle des portions alimentaires.

La quantité de nourriture que nous consommons lors d'un repas ou d'une collation est tout aussi importante que la qualité des aliments eux-mêmes.

« LES ALIMENTS DE MEILLEURE QUALITÉ INDUISENT UNE SENSATION DE SATIÉTÉ PLUS RAPIDE, EN RAISON DE LEUR RICHESSE ! »

Donc, fort de cette citation, la pratique du contrôle de vos portions consiste à être conscient de la richesse de l'apport, une stratégie puissante qui fait merveille !

Nous vivons dans un monde dans lequel, fréquemment, les portions sont surdimensionnées et les options abondent, il nous est facile - nous restons des humains tout de même ! - de perdre de vue ce qui constitue pour nous une portion saine.

Une assiette géante de frites, qui crépitent, aux couleurs mordorées et chatoyantes, dont l'odeur est si appétissante... Hum... Sûr de vous ? Vous dites non ?

Comprendre et pratiquer le contrôle des portions favorise l'équilibre entre le plaisir de manger et la gestion de votre apport calorique.

Cette introduction - sans frites, SVP, - pose les bases pour une exploration plus approfondie du contrôle des portions, révélant pourquoi il est important et comment il peut influencer positivement vos choix alimentaires. Voyons quelques stratégies pratiques, prenez des notes, comme moi, mettez en pratique tous les avantages de l'intégration de votre contrôle des portions dans votre vie quotidienne.

L'importance de la taille des portions

Contrôle total demandé ! Ce qui signifie qu'il faut envisager tous les tableaux. Voici mes notes, vous allez évidemment, y retrouver quelques concepts déjà étudiés dans les précédents chapitres, mais les pages qui suivent sont une forme de « calendrier synthétique »pour votre progression.

Le contrôle calorique est en relation avec la taille de vos portions, il mesure l'énergie dont vous bénéficiez grâce à votre alimentation. Vous ingérez des calories en mangeant, et, si plus que nécessaire, l'excès est stocké sous forme de graisse, entraînant une prise de poids. Contrôler votre apport calorique est donc un premier pas.

Votre équilibre énergétique vise à maintenir un équilibre entre les calories consommées et celles brûlées. Si vous consommez plus que ce que vous « grillez », vous prenez du poids, et vice versa. Les portions alimentaires influent directement sur cet équilibre.

Prévention de la suralimentation, *en éliminant* des portions excessives, menant à la suralimentation, c'est-à-dire plus de calories que nécessaire. La taille de vos portions évite la suralimentation.

Flexibilité et plaisir, permet de vous trouver de nouveaux plats favoris. Un poulet au curry vert cuisiné maison vous apportera bien plus, en qualité nutritionnelle, qu'une quatre-saisons fabriquée en usine. Intégrez le plaisir dans votre alimentation de manière équilibrée, en découvrant des goûts et des parfums sensationnels.

Le soutien à la perte de poids ne devient plus une obsession. Si vous cherchez à perdre du poids, le contrôle des aspects ci-dessus amène NATURELLEMENT à équilibrer votre corps dans sa masse corporelle.

Votre éducation nutritionnelle passe par la compréhension des aliments. Vous devenez compétent dans l'évaluation de l'intérêt de tel ou tel légume.

Pour résumer, le TOUT, formé par le contrôle calorique, à travers la gestion des portions, le goût et l'intérêt des aliments est un élément central pour la gestion de votre poids, adoptant une alimentation saine.

Ce TOUT repose sur l'idée fondamentale que la quantité de calories consommée est aussi importante que la qualité des aliments choisis. En surveillant votre apport calorique et en ajustant vos portions en conséquence, vous atteignez sans efforts vos objectifs de régime alimentaire équilibré et pleinement satisfaisant.

Bien contrôler les portions

Il existe plusieurs techniques pour contrôler vos portions alimentaires...

Les ustensiles de mesure tels que des tasses à mesurer, des cuillères à doser, ainsi qu'une balance de cuisine permettent de quantifier précisément les portions d'aliments, au moins au début.

LES PORTIONS ALIMENTAIRES

Avec le temps et un peu de pratique, vous saurez estimer visuellement la taille de vos portions. Un morceau de viande de la taille de la paume de votre main équivaut généralement à une portion quotidienne de protéines.

Certaines personnes optent pour des assiettes de taille réduite pour vous aider à contrôler les portions, car les assiettes plus grandes peuvent vous inciter à vous servir des portions plus importantes.

Toutefois...

Pour ma part, je me suis aperçu que la taille de l'assiette avait une importance considérable. A contrario du paragraphe ci-dessus, je prends une très grande assiette et tous mes légumes en garnissent le fond. Je ne me sers pas depuis un plat, puisque mes portions sont prévues. Simpliste ? Peut-être, mais la vue de l'assiette me réjouit déjà !

Si vous cuisinez d'avance pour le jour même et le lendemain, divisez les repas en portions avant de les consommer pour éviter de manger directement à partir de grands plats, ce qui pourrait entraîner une surconsommation.

Pratiquez la pleine conscience alimentaire en mangeant lentement et en appréciant chaque bouchée. Comme ceci, votre corps a le temps de ressentir la satiété et d'envoyer l'information à votre cerveau, relié à votre estomac.

Évitez les distractions lors des repas. Pas de télévision, pas d'écran, ce qui peut vous aider - grandement, je vous assure - à rester concentré sur ce que vous mangez.

Utilisez des contenants au volume de portion unique, pour limiter la quantité de nourriture que vous emportez avec vous.

Étudiez les étiquettes nutritionnelles de quelques produits alimentaires pour bénéficier des informations sur les tailles de portions et les valeurs nutritives, ce qui vous guidera dans le choix de portions appropriées.

Beaucoup de « portions » toutes prêtes sont à trouver dans des boîtes de sardines à l'huile d'olive, des filets de maquereau au naturel... Avec une salade et un porridge, c'est parfait !

Pour les repas que vous cuisinez en grande quantité, conservez les restes dans des contenants de portions individuels. Ne finissez pas à tout prix les restes sur l'instant.

Au restaurant ? Choisissez la bonne adresse, ne vous ruez pas sur le confit d'oie et le cassoulet, par ailleurs excellent en raison des légumineuses, mais... les portions sont assurément trop importantes.

Votre clé vers la réussite réside dans la pratique constante et la conscience de ce que vous mangez.

Éviter la suralimentation, en plus du contrôle des portions

N'est-ce donc pas pareil ? Eh bien, non !

Éviter la suralimentation qui peut être… préparer des portions, mais trop grosses, ou bien en manger deux au lieu d'une ! Pas de panique, voici l'ensemble de mes notes à ce sujet. Le premier point m'a grandement aidé, j'espère qu'il vous sera tout autant profitable !

Mangez lentement et en pleine conscience. Prenez le temps de savourer chaque bouchée et soyez conscient de chaque repas, ce qui permet à votre corps de ressentir la satiété.

Prenez des portions raisonnables. Servez-vous des portions appropriées dès le début du repas. Utilisez des assiettes de formats différents si nécessaire.

Écoutez les signaux de votre corps. Reconnaître faim et satiété, mais aussi la faim émotionnelle, qui est un phénomène de compensation. Mangez lorsque vous avez juste un peu faim, et arrêtez-vous lorsque vous êtes rassasié, même s'il reste de la nourriture dans votre assiette. N'est-ce pas une portion pour le lendemain ?

Planifiez vos repas. Élaborez un plan de repas équilibré qui comprend des collations saines entre les repas. Cela peut vous aider à éviter de devenir trop affamé ou en hypoglycémie.

Évitez les distractions. Éteignez la télévision, mettez de côté les écrans. Prêtez attention à ce que vous mangez vous évite de manger en excès.

Réduisez le rythme de déglutition. Si vous vous rendez compte que vous mangez rapidement, faites l'effort de ralentir. Comptez votre mastication, jusqu'à dix. Pas si facile, vous verrez !

Posez vos couverts entre les bouchées, cela vous aide aussi grandement.

Évitez le grignotage impulsif. Limitez l'accès aux collations peu nutritives ou aux aliments hautement transformés. Si vous avez envie de grignoter, optez pour des options saines, une poignée de raisins secs avec des amandes au naturel avec leur peau, des bâtonnets de légumes ou des noix.

Gérez les émotions. Évitez de recourir à la nourriture pour gérer le stress, l'ennui ou d'autres émotions. Cherchez d'autres moyens de faire face à ces sentiments, comme la méditation, l'exercice ou la discussion avec un ami, ce que nous allons bientôt aborder dans le chapitre suivant.

Interrogez-vous sur l'origine de vos émotions. Dans ce cas, ce n'est pas sur l'alimentation qu'il faut vous interroger, mais sur les croyances personnelles, l'amour de soi, ainsi que la confiance et l'estime de soi. Ensuite seulement... Nous parlons estomac !

Suivez un plan alimentaire équilibré. Planifiez vos repas autour de sources de protéines maigres, de légumes, de fruits et de graines et de légumineuses. Votre alimentation équilibrée vous aide à vous sentir rassasié plus longtemps.

Buvez de l'eau. Buvez de l'eau trente minutes avant votre repas, ce qui peut aider à réduire une excessive « petite faim ». Parfois, vous avez soif, sans le savoir.

Apprenez à dire non, y compris à vous-même. Ne vous sentez pas obligé de finir ce qui reste dans votre assiette, que ce soit au restaurant, au R.U., à la cantine de l'entreprise ou à la maison. Écoutez votre corps, pas votre assiette. Apprenez à vous servir le volume qui vous est nécessaire, sans gaspiller de la nourriture qui partira à la poubelle, ce n'est pas du tout le « but du jeu ».

En adoptant ce genre d'habitudes alimentaires, tout en faisant preuve de vigilance envers vos signaux de faim et de satiété, vous pouvez éviter la suralimentation, maîtriser les portions à merveille et devenir un as de l'équilibre calorique approprié.

NOTES PERSONNELLES

V - FACTEURS PSYCHOLOGIQUES LIÉS AU POIDS

Saviez-vous que, parfois, le cerveau et surtout le subconscient peuvent nous jouer des tours ? Voici l'histoire d'une de mes amies pour illustrer ces propos... Elle me racontait qu'avant même de prendre conscience du problème et de s'interroger à ce sujet, elle mangeait beaucoup. Pas vraiment beaucoup trop, au point d'être obèse, mais simplement « grassouillette », toutefois avec des résultats sanguins pour lesquels il fallait agir.

Un beau matin, devant les résultats de ses analyses, elle s'est posée une question toute simple...

« Pourquoi est-ce que je mange... un peu de trop ? ».

Je la cite ici.

« Pouf, un beau matin sous la douche, j'ai repensé à ma grand-mère, lorsque j'avais peut-être quatre ou cinq ans, qui, à chaque assiette servie - ou presque - me disait ‹ Il faut que tu manges bien, sinon tu vas être malade. › De quoi l'être, évidemment, mais pas pour les mêmes raisons et par excès. C'est devenu dans mon esprit une croyance si forte qu'elle s'est ancrée en moi comme une vérité valable ad vitam aeternam... »

Était-ce vrai ? Assurément, non ! C'est ce qui s'appelle une croyance, infondée, bien sûr et nous en avons tous. Mais pour mon amie, cette croyance avait eu des répercussions émotionnelles, arrivant à lui faire craindre la maladie à chaque fois qu'elle mangeait ! Pensée irrationnelle bien sûr et bien d'autres situations de ce genre peuvent se présenter, dont je vais indiquer ici les principales...

Retour à mes petites notes, Chère Lectrice et Cher Lecteur...

Maintenir ou retrouver son poids idéal, au vu de l'exemple ci-dessus, ne se limite pas à des changements dans nos habitudes alimentaires ni aux exercices physiques ajoutés. Tous les facteurs psychologiques jouent un rôle crucial dans la réussite de ce processus, l'influençant pour le contrer. Notre état d'esprit, nos émotions, nos souvenirs, nos croyances et nos motivations ont un impact profond sur notre capacité à trouver notre poids idéal de manière durable. Alors, comment faire pour que tous ces aspects jouent en notre faveur ?

Comprendre vos facteurs psychologiques et leur raison d'existence est essentiel pour pouvoir élaborer votre plan de poids idéal, et stabilisé. Voyons ensemble comment vos émotions peuvent influencer vos comportements alimentaires ainsi que votre capacité

à agir...

ou bien à laisser aller,

ou bien à réussir !

La relation étroite entre émotions et alimentation

Rien n'est simple dans la vie, et cette relation entre les émotions et l'alimentation est particulièrement complexe, influençant significativement vos habitudes alimentaires, même - et surtout - inconsciemment.

Beaucoup de personnes ont recours à leur nourriture pour arriver à faire face à leurs émotions, elles y trouvent un refuge. En cas de stress, d'ennui, d'anxiété, de honte, de doute, de tristesse ou de colère, certaines personnes vont littéralement se ruer sur des aliments réconfortants, forcément riches en calories et en sucres ajoutés, menant à une suralimentation émotionnelle.

Certaines émotions négatives peuvent également déclencher des comportements de grignotage impulsif, qui peut être associé à l'adage « ronger son frein », pour se calmer. Au lieu de manger en réponse à une faim réelle, eh bien, grignoter pour soulager temporairement le malaise émotionnel est l'option choisie.

Typiquement déclenché par des émotions telles que la contrariété, l'ennui, le fait d'être déçu, la solitude, de la frustration, de la colère latente, ou de l'ennui, la nourriture chasserait - au conditionnel - ces émotions désagréables.

Dans la liste de ces aliments, nous trouvons un petit sachet de chips, des bonbons, des barres au chocolat, des biscuits, en gros, tout ce qui tient facilement dans une poche. Pour les autres moments, de la crème glacée, des aliments frits, procurent temporairement une sensation de réconfort et de satisfaction, apportée par les endorphines dont nous avons déjà parlé.

Manger sans avoir réellement faim procure un certain plaisir, qui chasse les idées noires. Les personnes qui grignotent émotionnellement mangent parce qu'elles cherchent à apaiser leurs émotions, et jamais parce qu'elles ont réellement besoin de nourriture.

C'est le moment de partir en exploration, car, pour résoudre le problème, il vous est essentiel d'identifier quels sont vos déclencheurs émotionnels, puis de développer des stratégies de gestion de votre stress et de vos émotions, et d'utiliser des méthodes saines pour faire face à vos sentiments négatifs.

Toutes mes notes ci-dessus étaient là pour l'aspect « trop ».

Le « trop peu », à l'inverse, où des émotions peuvent pousser des personnes à restreindre leur alimentation. Par exemple, en cas de profonde tristesse, de manque d'estime de soi, certaines personnes peuvent sauter des repas ou s'obliger à se soumettre à des régimes très stricts, c'est-à-dire… se punir.

Le schéma directeur de telles pensées pourrait être… « Je me sens responsable de cette catastrophe, je m'inflige une punition. »

Que faire ?

La pleine conscience vient en aide à celles et ceux qui en ont besoin.

En effet, l'attention portée aux émotions peut vous aider à mieux comprendre vos habitudes alimentaires et à choisir des aliments en fonction de vos besoins nutritionnels réels, plutôt que de vous baser uniquement sur le résultat de l'instant.

Puisque ces émotions peuvent créer un cercle vicieux dans vos rapports avec votre alimentation, manger en réponse à du stress peut entraîner une prise de poids, ce qui peut à son tour causer du stress supplémentaire, créant ainsi un cycle difficile à briser.

Il existe des stratégies d'adaptation émotionnelle saines qui ne passent ni par la suralimentation ni par la restriction. Cela inclut de la méditation, du rappel d'événements de la petite enfance, du yoga, de l'exercice physique, des exercices de cohérence cardiaque, de gestion du stress pour faire face à vos émotions de manière constructive, le tout…

… après avoir analysé le bien-fondé de ces dernières et le terrain sur lequel elles se sont développées !

Émotions et alimentation ont des relations profondes et véritablement à multi-facettes. Reconnaître comment vos émotions influencent vos habitudes alimentaires est le premier pas vers votre alimentation consciente, qui n'est plus alors un réconfort ou un moyen de gestion émotionnelle.

Gérer la faim émotionnelle

La gestion de votre faim émotionnelle peut être nommée « Défi » avec un D majuscule, mais c'est essentiel pour maintenir votre alimentation équilibrée, en unique relation avec la faim.

Prenez un cahier ou un calepin pour noter chaque événement qui est suivi d'émotions, et lesquelles. Ou bien détaillez les situations qui déclenchent cette sensation de faim. Cela vous aide à prendre conscience de vos émotions, de ce qui les provoque. Le fait de les écrire leur donne un aspect « palpable » et le second avantage est de vous tirer littéralement de la situation délicate ou de son souvenir. Vous quittez le tourbillon émotionnel dans lequel vous êtes aspiré.

Devenant ainsi conscient de vos émotions et de vos sensations physiques, vous identifiez si vous avez réellement faim ou si c'est une faim émotionnelle, et de quelle émotion il s'agit.

La « pleine conscience » vous permet de prendre tout le recul nécessaire avant de réagir impulsivement.

Notez que le stress est souvent un déclencheur majeur de la faim émotionnelle. C'est pourquoi, comme mentionné précédemment, la gestion de votre stress est primordiale, par la méditation, par la respiration profonde, par le yoga, ou par la relaxation progressive. Pensez à l'apprentissage du « lâcher-prise », constitué d'un ensemble d'évolutions que vous appliquez à vous-même, permettant de faire face aux émotions négatives, ce que nous allons étudier au chapitre suivant.

Et si vous commenciez tout simplement par cesser de stocker des aliments réconfortants riches en calories à la maison ? N'étant plus aussi facilement à portée de main, il vous sera plus difficile de céder à votre faim émotionnelle.

Vous pourriez également, avant de vous diriger vers la cuisine ou de décider de commander de la nourriture, de prendre une pause, pas trente secondes à tourner sur vous-même, non. Une VRAIE pause !

Buvez un verre d'eau, sortez prendre l'air et faites une courte marche. Entre six et douze minutes, cela peut vous donner le temps, et l'opportunité, de réfléchir à votre faim et à vos émotions.

Si vous identifiez, après quelques promenades, que votre faim est véritablement émotionnelle, recherchez alors des alternatives saines pour répondre à ces émotions.

Parlez à quelqu'un qui comprend, tenez un journal ou un cahier, prenez un crayon et dessinez, ou bien pratiquez une activité que vous aimez, ou décidez de vous « mettre » à la peinture ou à la poterie, ou à ce qui vous inspire.

N'hésitez surtout pas à consulter un professionnel tel que votre médecin de famille qui vous connaît mieux que personne, un psychologue, ou un nutritionniste, qui vous seront d'un grand secours, car ils vont vous aider à comprendre et à surmonter ces comportements.

Portez de l'estime envers vous-même. Ne vous blâmez pas si vous cédez à la faim émotionnelle de temps en temps. C'est un véritable défi pour beaucoup de personnes, comme je l'ai déjà dit et il est important de faire preuve d'une véritable et sincère auto-compassion pour avancer. Une confiance en soi quelque peu déficiente est aussi, finalement, une partie du problème, ne pensez-vous pas ?

Plutôt que de se critiquer, admettre que c'est un défi courant, mais parfaitement surmontable. Toute autocritique ne fait qu'aggraver chaque émotion négative. Estimer les pensées négatives en les regardant « par l'autre bout de la lorgnette » est un moyen puissant de les appréhender d'une autre façon, sans les juger.

N'hésitez pas à utiliser des paroles et des affirmations bienveillantes pour vous réconforter. Soyez raisonnable et juste envers vous-même.

« Après tout, c'est normal de ressentir cela. »

« Je suis humain, et de chaque échec, j'apprends avec plaisir. »

« Je mérite d'être compris et aimé. »

« Je m'accepte tel que je suis, et je suis unique ! »

Au lieu de vous tourner vers la nourriture pour apaiser vos émotions, cherchez des moyens sains de vous réconforter, une boisson ou un aliment de substitution. Cela peut inclure des activités différentes, quelque chose de nouveau à apprendre, ou à vivre, un bain chaud, un sauna, de la musique, la lecture ou la méditation, l'apprentissage d'une langue étrangère, la cuisine japonaise… Qui vous donne confiance en vous, par le simple fait d'essayer et d'oser tenter quelque chose de nouveau !

Considérez chaque épisode de faim émotionnelle comme une opportunité d'apprendre et de vous grandir, de vous congratuler, avec gratitude.

Avant de poursuivre, faisons ici un petit point. La gestion de votre faim émotionnelle nécessite de votre prise de conscience, votre patience et votre pratique. En développant des stratégies de libération, pour faire face aux émotions de manière saine, tout en cultivant une relation parfaitement et totalement consciente, - je dirais... à la bouchée près ! - avec la nourriture, vous pouvez gérer votre faim émotionnelle et maintenir votre alimentation bien équilibrée.

Techniques de gestion du stress

Un de mes amis m'a raconté qu'il a mis en place un processus d'alimentation spécifique, pour lutter contre l'alimentation émotionnelle. Voici un résumé de notre conversation à ce sujet...

— Mais, tu manges quand même, alors ?

— Oui, mais pas n'importe quoi, c'est en cela que j'ai fait des progrès.

— Tu peux m'expliquer en détail ?

— Oui. Mon émotion était généralement et uniquement réactionnelle. Par exemple, dans le cas où je ne pouvais pas faire sur l'instant quelque chose que je devais faire, eh bien, c'étaient mes dents qui réclamaient, et pas mon estomac. Donc, j'ai à portée de main des produits sains, mais qu'il faut croquer. Noix de cajou naturelles, quand c'est possible, des bâtonnets de carotte crue, des galettes de flocons d'avoine nature…

— Et ça fonctionne ?

— Très bien, c'est une étape intermédiaire, mais j'ai déjà fait des grands progrès !

Que dit notre corps ?

Lorsque nous sommes stressés, notre corps réagit en libérant à tout-va des hormones telles que le cortisol, « hormone du stress », ce qui peut avoir un impact sur nos habitudes alimentaires. À lui tout seul, il est capable de nous faire réclamer des sucres et des glucides, de nous y accoutumer. Il est aussi capable de faire stocker des graisses, notre corps lui obéissant ! Il perturbe la glycémie engendrant des phases d'hypoglycémie. Et en plus, il peut modifier le métabolisme de base, dont nous avons déjà largement parlé, en le ralentissant !

Ah… Cortisol, si je te tiens…

Première pratique à mettre en place, un outil puissant, la méditation qui englobe une variété de techniques visant à calmer votre esprit, à favoriser votre concentration et à cultiver votre pleine conscience. Voici le schéma de développement…

Lorsque vous méditez, vous vous engagez dans une pratique de relaxation profonde qui va ralentir votre fréquence cardiaque, qui va abaisser votre pression artérielle et va réduire votre production de cortisol. Cette jolie réponse physiologique au calme que vous apportez à votre corps privilégie une diminution significative de votre stress.

Toutes ces démarches encouragent votre pleine conscience, votre capacité à être présent « ici et maintenant » et… sans jugement.

Votre pleine conscience vous aide à reconnaître les émotions négatives qui, chez vous, sont liées au stress pour « désapprendre » à y réagir automatiquement, vous offrant la chance de prendre du recul. Cette nouvelle perspective peut vous aider à gérer vos émotions difficiles de manière plus constructive, voire proactive.

Proactive, oui, j'aime bien ce mot, parce que votre méditation régulière va renforcer votre régulation émotionnelle en vous aidant à atténuer vos réponses émotionnelles excessives, exagérées ou inutiles. Vous en devenez, proactivement, plus résistant aux déclencheurs de votre stress, ce qui réduit la probabilité que le stress déclenche une faim émotionnelle. Et donc, la boucle est bouclée !

En renforçant votre capacité à vous concentrer, vos séances de méditation vous aident à mieux gérer les situations qui se présentent, en ayant appris à rester calme, sachant prendre des décisions éclairées, peser le pour et le contre, plutôt que de réagir de manière impulsive.

Pour intégrer votre méditation dans votre routine, vous pouvez commencer par de courtes séances, généralement de dix à vingt minutes par jour.

Hum, je dois vous avouer ici, humblement, que, lorsque j'ai commencé, j'ai eu bien du mal à « tenir le coup » durant cinq minutes. Le niveau de capacité de concentration influence beaucoup les choses !

La meilleure méthode, me semble-t-il, est de s'asseoir dans un endroit calme, de fermer les yeux, de vous concentrer sur votre respiration, sans penser à rien d'autre. Au fil du temps, votre méditation peut devenir votre compétence préférée, qui vous permet de gérer votre stress, de prévenir votre faim émotionnelle, et d'améliorer l'ensemble de votre vie, sur le plan des émotions !

Pour les plus hésitants, au début, les techniques de méditation guidée permettent de débuter, avant de passer à la méditation en solo.

Également connue sous le nom de respiration abdominale ou diaphragmatique, la respiration profonde est la technique de relaxation qui implique de prendre des respirations à la fois lentes, profondes et contrôlées. Elle est, elle aussi, particulièrement efficace pour gérer le stress et prévenir la faim émotionnelle.

En respirant profondément, le système nerveux parasympathique est activé, qui est le déclencheur d'une réponse de relaxation. Donc, vous utilisez cela pour « démarrer » votre relaxation, conduisant à une diminution de votre fréquence cardiaque, de votre tension artérielle et de votre production - encore lui - de cortisol, calmant ET le corps ET l'esprit.

Votre respiration profonde peut apaiser vos émotions négatives, anxiété, frustration, irritabilité et autres, aidant à la prise nécessaire du recul, de vous observer sans juger, et de vous voir laisser s'évaporer naturellement de telles pensées !

Par ailleurs, avec un diaphragme détendu, et avec le concours du plexus solaire, son voisin, vous détendez les muscles de votre corps, soulageant les tensions physiques associées à votre stress, disant au revoir aux maux de dos ou aux maux de tête.

Pour pratiquer la respiration profonde, il suffit de suivre ces étapes simples. L'intérêt est que même au bureau, c'est possible, puisque les gestes sont discrets.

Trouvez un endroit calme. Personne ne peut rentrer à l'improviste ?

Asseyez-vous confortablement. Canapé, chaise ou fauteuil ?

Placez votre main directrice - la droite si vous êtes droitier - sur votre poitrine et l'autre sur votre abdomen.

Abaissez vos paupières.

Inspirez par le nez, lentement et profondément.

Votre main directrice ne doit pas bouger.

Envoyez l'air dans votre ventre qui se gonfle.

Maintenir le ventre gonflé durant cinq à dix secondes.

Soufflez lentement par la bouche.

Vous avez relâché tout l'air ? Vous pouvez recommencer.

Répétez ce processus durant deux, quatre, six ou huit minutes, comme vous sentez progresser. L'important est de vous concentrer UNIQUEMENT sur votre respiration, et rien d'autre.

Éliminant ainsi les tensions, vous pouvez pratiquer la respiration profonde chaque fois que vous en ressentez le besoin, parce qu'il n'y a pas d'effets secondaires. Si la tête tourne, c'est que vous effectuez le mouvement trop vite.

C'est simple, mais puissant, inscrivez ceci sur votre agenda, une fois par jour, ou mettez un « bip » dans votre smartphone !

Quelle pratique millénaire combine des postures physiques, des exercices de respiration et de méditation ? Le yoga, bien sûr ! Bon pour la détente, le bien-être physique et mental. En ce qui concerne la gestion du stress et la prévention de la faim émotionnelle, le yoga offre des avantages bien intéressants.

Il est particulièrement efficace pour réduire le stress. Pour en faire une description succincte, les postures physiques que vous prenez, associées à une respiration consciente, activent votre système nerveux parasympathique, induisant une réponse de relaxation. Cela abaisse la production de cortisol, l'hormone du stress, et réduit la tension musculaire. Oui, tout cela !

FACTEURS PSYCHOLOGIQUES

« Des trucs comme cela, ce n'est pas pour moi, je laisse cela aux hippies tardifs, aux militantistes prônant le Haṭha Yoga Pradīpikā à tous les étages et aux vieilles dames dans le désarroi ! »

Mon Dieu, mais quelle erreur !

Le yoga encourage la pleine conscience de votre corps, vous devenez attentif aux sensations physiques et aux signaux de votre corps, y compris la faim, répondant à votre question…

« Est-ce de la faim réelle ou de la faim émotionnelle ? »

Bien évidemment, le yoga favorise la régulation émotionnelle, apprend à rester calme, à rester concentré sur la réalisation de postures parfois exigeantes.

Souhaitez la bienvenue aux poses telles que celle du Pingouin paresseux, de la Fleur épanouie, du Chien renversé heureux, ou encore de la Girafe équilibrée, offrant des sensations parfois inconfortables, mais aux vertus certaines d'atteinte d'une certaine sagesse, face à des émotions négatives, sans plus jamais réagir impulsivement.

Privilégiez la connexion corps-esprit, ou mieux dit, pour ce qui nous concerne ici la relation tête-estomac !

Pour bénéficier des avantages du yoga dans la gestion de votre stress et de votre faim émotionnelle, je me permets de vous recommander de suivre des cours de yoga avec un instructeur qualifié, surtout si vous débutez.

Vous pouvez également pratiquer le yoga chez vous, mais aller dans une salle permet de rencontrer d'autres personnes, et... de s'inviter au restaurant, pour tester vos progrès ! - Voyez ici un gros clin d'œil humoristique de ma part ! - Se faire des amis, c'est bien aussi.

L'incorporation d'exercices physiques dans votre routine quotidienne peut avoir un impact significatif positif sur la gestion de votre stress et votre prévention de votre faim émotionnelle.

L'exercice physique stimule la libération de nos amies les endorphines, les « hormones du bonheur », qui ont un effet naturel de réduction du stress.

Le combat du siècle ? Endorphines versus Cortisol. Voyons ceci de plus près... Lorsque vous êtes physiquement actif, votre corps libère également, en plus des endorphines, des neurotransmetteurs comme la sérotonine, qui contribuent à améliorer votre humeur et à réduire votre stress. N'est-ce pas magique ?

FACTEURS PSYCHOLOGIQUES

L'exercice peut vous aider à réguler vos émotions en réduisant vos niveaux de cortisol. De plus, cela favorise un meilleur sommeil, ce qui est essentiel pour gérer les émotions de manière équilibrée, et, au passage, éliminer vos idées noires.

La prise de conscience, sur un plan corporel. Cela signifie que vous êtes plus à l'écoute de votre corps et de ses besoins, inclus... n'importe quelle faim qui vous tiraille, et arriver à faire le tri.

Vous pouvez arriver à distinguer plus facilement la faim réelle de la faim émotionnelle.

Aidez votre corps à relâcher ses tensions musculaires dues au stress va améliorer votre confort physique. Des muscles bien détendus peuvent contribuer à une meilleure gestion de vos émotions, grâce à l'exercice. Vous êtes moins enclin à devoir recourir à de la nourriture pour gérer vos émotions.

Toutefois, il est important de choisir des types d'exercice que vous appréciez, car cela vous incite à maintenir votre routine parfaitement régulière. Oui, parfois, cela nécessite un assez gros effort que de sortir parce qu'il fait un peu frisquet. Mais bon, que ce soit de la marche, de la course à pied, du vélo, de la self-défense, de la natation, de la danse, du karaté, l'exercice devrait être une activité que vous aimez et qui s'intègre naturellement dans votre vie.

La pratique de la pleine conscience, également connue sous le nom de mindfulness, est une approche efficace pour la gestion de votre stress ou anxiété, et pour ce qui concerne la prévention de la faim émotionnelle. La pleine conscience consiste à vous placer mentalement pleinement présent, DANS l'instant présent, observant vos pensées, vos émotions et vos sensations corporelles, telles qu'elles vous arrivent et sans jugement.

Cette aide permet de développer une bonne régulation émotionnelle. Parfois, être submergé par une information ou un événement ne permet pas d'analyser ce qui se passe. Une tempête d'hormone en vous se déclenche. Grâce à ce travail de « mindfulness », vous devenez véritablement plus conscient de vos émotions au moment où elles se produisent, ce qui vous permet de mieux les identifier, les comprendre et donc, les gérer. Vous entrevoyez la possibilité de choisir de réagir de manière différente, et surtout plus constructive, à vos émotions négatives.

En observant vos émotions sans jugement, vous pouvez notamment identifier directement le processus de développement de votre faim. Réelle ? Ou bien pas tant que cela ?

De plus, la pleine conscience vous encourage à être plus attentif à votre corps et aux signaux qu'il envoie en permanence, les signaux de faim, de soif, de satiété.

Petit aparté ici, il y a des centaines de causes à un mal de tête, mais celle que nous oublions le plus souvent, c'est… LA SOIF !

Retour à ce « mindfulness », qui améliore la capacité de concentration et la clarté mentale. En pratiquant, cela vous aide à vous concentrer sur vos tâches, vous aidant à supporter les plus difficiles, jusqu'à faire face aux situations stressantes que vous vivez de manière efficace.

Pratiquer le « mindfulness » ce fait ainsi. Il y a des points communs avec d'autres techniques, mais voici le cheminement le plus valable…

Trouvez un lieu qui vous soit confortable dans lequel vous vous sentez « safe », par exemple, pas de dérangement possible.

Asseyez-vous ou allongez-vous, évitez les vêtements qui serrent ou qui gênent, de façon à vous trouver couché ou assis de manière parfaitement détendue.

Fermez les yeux.

Concentrez-vous UNIQUEMENT sur votre respiration. Respirez naturellement, sans essayer de la changer.

Portez votre attention sur les sensations en lien à votre respiration, les mouvements de votre corps, lorsque vous respirez.

Si des pensées ou des émotions viennent à surgir, observez-les, sans les juger, comme un spectateur extérieur, puis, dès que possible, ramenez votre attention uniquement sur votre respiration.

Cette pleine conscience est à pratiquer durant quelques minutes par jour, week-end compris ! Vous augmentez progressivement votre durée de séance à mesure que vous vous sentez plus à l'aise.

La pratique du « mindfulness » nécessite de la patience et de la régularité. Plus vous la pratiquez, plus vous développerez une conscience plus profonde de vous-même, vous aidant à relativiser et à gérer le stress, et donc… but ultime, prévenir votre faim émotionnelle et favoriser un bel équilibre émotionnel dans votre vie.

Le journaling, un anglicisme qui nous invite à tenir un journal. Comment ? Vous pensez que vous avez passé l'âge de tenir un cahier de ce genre ? Détrompez-vous, c'est une pratique qui implique de consigner régulièrement vos pensées, émotions et expériences sur papier.

Certaines personnes proposent de le faire sur papier ou en utilisant un document numérique. Je me permets de dire ici que, les émotions passent mieux « par la main » et que de les écrire sur du papier vous sera - vraisemblablement - plus profitable.

Cette méthode se révèle être, pour certains, vraiment puissante pour gérer le stress, analyser et comprendre les déclencheurs de la faim émotionnelle, pour en développer les stratégies de gestion qui s'imposent, parfaitement saines.

Alors, c'est quoi, exactement ? Le journaling permet de vous plonger dans vos émotions et dans vos pensées, comme pour les « disséquer ». C'est explorer ce qui vous préoccupe, ce qui vous stresse, ce qui vous rend heureux, ce qui vous peine, ce qui vous touche ou ce qui vous laisse indifférent. En observant vos expériences de manière parfaitement détaillée, vous pouvez comprendre les causes réelles et profondes de votre stress et de vos émotions négatives, qui peuvent être cachées par des raisons apparentes, mais qui ne sont toutefois pas les racines.

Identifier les situations, les émotions ou les pensées qui se cachent derrière le déclenchement de votre faim émotionnelle, permet de repérer des schémas qui vous amènent à manger, et pourquoi, et… quand !

Une fois les déclencheurs identifiés, le journaling vous permet d'élaborer vos propres stratégies pour faire face de manière constructive. Par exemple, vous pouvez consigner des alternatives saines à votre nourriture, liées aux bénéfices de techniques de gestion de votre stress.

Ce type de journal, écrit à la main, offre un espace privé, pour exprimer vos émotions de manière libre et sans jugement. Cela peut être particulièrement utile lorsque vous vous sentez submergé par le stress ou les émotions négatives. Le fait de coucher vos sentiments douloureux sur le papier par écrit peut avoir un effet apaisant, les faisant « sortir » de votre tête. En outre, ce journal permet de quantifier vos progrès, vous motiver à poursuivre vos efforts, visionner les améliorations de votre bien-être émotionnel.

La marche à suivre est du calme, papier et crayon... C'est parti !

Trouvez un carnet ou un cahier dédié à votre journal, dont le format vous plaît et vous convient.

Écrivez régulièrement, selon votre planning que vous vous fixez et que vous respectez, sans accroc. Ce peut être chaque jour, deux fois par semaine, ou une fois par semaine, en fonction de préférences et de disponibilités.

Concrètement, ici, je propose une fois en semaine, et une fois durant le week-end, car la perception de la vie y est simplement différente.

Soyez honnête, ouvert, dans une analyse équilibrée de vous-même. Ne vous jugez pas pour vos pensées ou émotions, citez-les et mettez-les en relation.

Avec votre découverte du journaling, vous vous constituez une description intime de qui vous êtes et des relations établies entre vous et les événements et l'alimentation.

Intégrer des loisirs et des divertissements dans votre vie quotidienne est essentiel pour la gestion de vos émotions, pour la prévention active de la faim émotionnelle et pour le maintien de votre bien-être émotionnel.

Les loisirs et les divertissements offrent un espace pour la relaxation et la détente, sont, par ailleurs, indispensables à une vie sociale équilibrée et enrichissante.

Vous devez absolument prendre le temps de vous planifier des moments de loisirs dans votre emploi du temps, et de passer à l'action, que ce soit seul ou en compagnie d'amis et de proches.

Pourquoi ? Parce que c'est une nécessité à votre bien-être mental et physique, et c'est écrit dans le CODE génétique de tout un chacun ! Je m'explique...

L'homme social trouve ses racines dans la préhistoire, qui a vu se former des groupes, parfaitement nécessaires à la survie, par coopération, communication, développement culturel, structures et cohésion sociales, apprentissage, le tout assorti de moralité et d'empathie.

Tous ces besoins sont strictement INTACTS, même au XXIe siècle et rien ne peut remplacer ces besoins qui conduisent à l'équilibre qui vous est nécessaire, avec, entre autres, et surtout, l'alimentation.

Des moments de plaisir ou d'action, passés avec les autres, nourrissent - sans jeu de mots ! - ce besoin dans votre ADN, assurant un équilibre émotionnel général.

Lorsque vous vous adonnez à des activités que vous aimez, cela réduit le stress et favorise votre sentiment de bien-être, vous vous échappez de votre stress, qui peut être présent parce que vous vous sentez seul.

Offrez-vous une pause, bienvenue, dans votre vie, poursuivez des loisirs et des activités qui vous intriguent ou vous intéressent, cela contribue à votre épanouissement culturel et personnel. Cela va renforcer votre estime de soi et améliore votre humeur générale, car vous partagez le vécu de ces divertissements avec d'autres, favorisant la socialisation, propagatrice de bien-être émotionnel.

En réalité, des activités extérieures agissent en distraction positive, surtout lorsque vous vous sentez tenté de manger en réponse à des émotions négatives.

Votre stimulus habituel de recherche de nourriture pour soulager le stress est tout simplement éloigné de vous !

En manque d'inspiration ?

Utilisez ce livre, là, tout de suite, et écrivez ce que vous aimez. Boire du café, cuisiner, trier des papiers, ranger des vêtements, étudier les mots, pétrir, cuisiner des gâteaux, dessiner...

Écrivez ensuite ce dont vous rêvez. Écrire un livre, aider les autres, apprendre la cuisine japonaise, organiser une brocante, apprendre à piloter, faire de la poterie, créer des meubles, passer à la télé, apprendre les plantes médicinales, jouer du piano...

Ne vous donnez aucune limite, laissez juste aller ce qui vous vient à l'esprit, y compris les désirs que vous avez peut-être refoulés. Les loisirs créatifs, tels que la peinture, l'écriture, la musique, offrent une sortie pour l'expression de vos émotions, et des centaines d'opportunités pour rencontrer des gens.

Oui ! Je confirme et je signe... Cela peut être des moyens sains de faire face au stress et aux émotions négatives.

Trouvez des loisirs ou des activités divertissantes qui vous passionnent et qui s'adaptent à votre personnalité et à vos intérêts, dans lesquels vous AVEZ UNE PART ACTIVE ! Que ce soit groupes de lecture, club de danse, rencontres de randonnées, club de cuisine, jardinage de loisirs, club d'écriture, sorties cueillettes en groupe, l'essentiel est que cela vous procure de la joie et vous permette de vous détendre.

Club, association, communauté, centre social, maison de la culture, bénévolat... Vous avez tant de richesses à donner aux autres !

Le soutien social est le sujet suivant, directement lié à ce que vous pouvez recevoir et surtout offrir ! Ceci joue un rôle essentiel en vous constituant des réseaux de personnes prêtes à vous écouter, à vous comprendre et à vous apporter un soutien émotionnel lorsque vous traversez des périodes de difficultés émotionnelles.

Pouvoir partager vos préoccupations et vos émotions avec d'autres peut alléger votre fardeau émotionnel.

Il est parfaitement prouvé que les interactions sociales positives réduisent le stress. Les conversations agréables et le partage de moments joyeux peuvent détendre le corps et l'esprit, réduisant ainsi vos niveaux de cortisol. Tout soutien social positif contribue à renforcer l'estime de soi. Savoir que d'autres personnes se soucient de vous, et que vous le leur rencez, va renforcer votre confiance en vous et, de facto, votre bien-être émotionnel.

Je vais être très direct…

Vous ouvrez vos horizons, en quittant le vôtre !

Voici tout simplement pourquoi… Lorsque nous avons tendance à utiliser de la nourriture comme un moyen de faire face aux émotions négatives, il s'agit presque d'une illusion. L'esprit est calmé, momentanément, mais il lui manque cet élément qui est, précisément, ce soutien social, jouant un rôle clé, ouvrant les portes vers des stratégies saines. Sans oublier que vos nouvelles connaissances et amis peuvent vous encourager à soutenir des choix alimentaires conscients et vous aider à trouver des alternatives à votre nourriture habituelle.

Pas seulement, d'ailleurs ! Comme le soutien social prévient l'isolement social, qui aggrave le stress et les émotions négatives, être entouré de personnes qui se soucient de vous, diminue les risques de vous sentir seul face à vos difficultés.

De même, entretenir de véritables relations sociales solides renforce vos liens avec les autres, apportant une plus grande harmonie dans vos interactions, et renforce votre bien-être émotionnel en général. Ce qui ne vaut, bien sûr, que pour des relations réelles, dans la « vraie vie » et pas sur Internet, ou pas seulement.

Voici de quelle manière vous pouvez procéder…

Rapprochez des éléments des deux listes que vous avez complétées auparavant, en vous demandant de quelle façon amorcer une tendance positive, débouchant sur un lien social. Je prends un exemple pour illustrer. Ranger des vêtements et aider les autres peut inciter votre rapprochement d'une organisation caritative… Créez votre combinaison créative et passez à l'action.

Passer à l'action, c'est entretenir des liens étroits avec des connaissances, et des proches en partageant du temps de qualité avec eux, et en développant de belles amitiés.

Comme démontré précédemment, vous pouvez entrer en contact avec des groupes de soutien ou des communautés qui partagent vos intérêts, vos préoccupations, ou tout simplement une envie commune. Il n'y a pas de honte à exprimer vos besoins en matière de soutien émotionnel à des personnes de votre entourage. Soyez ouvert à la communication, ouvrez votre cœur aux autres, restez à l'écoute de leurs besoins également !

Le soutien social en question est un atout précieux dans le cadre de votre bien-être et équilibre émotionnel, pouvant vous aider à mieux faire face à des soucis et à des inquiétudes, à prévenir votre faim émotionnelle, à favoriser votre équilibre.

Ah, ici, je crois que je ne le dirai jamais assez. Votre gestion du temps est cruciale. Pourtant, c'est généralement la dernière chose à laquelle nous pensons ! Je suppose que cette affirmation a de quoi vous surprendre. Mais Chère Lectrice et Cher Lecteur, voyons toute cette démonstration en détail.

Je vous énonce tout d'abord le principe de base…

La planification et l'utilisation judicieuse du temps dont vous disposez réduit les situations de précipitation et de stress.

En prenant plus de temps pour accomplir vos tâches, en les inscrivant dans des grilles horaires, vous vous diminuez la pression et le stress inévitablement associés à des échéances rapprochées.

La gestion de votre temps va vous permettre aussi de hiérarchiser tout cela, permettant de vous concentrer sur ce qui est le plus important.

Ainsi, votre gestion efficace de cet aspect vous invite à planifier des repas réguliers et de prévoir des pauses. Cela vous évite, soit de sauter des repas, soit de recourir à des collations - généralement malsaines - en cas de faim soudaine due à un emploi du temps surchargé.

Planifier votre temps pour la détente et les loisirs est donc essentiel, ouvrant des moments précis, réservés à des activités qui vous détendent, contribuant à votre bien-être émotionnel.

En revanche, votre gestion du temps défaillante peut créer des situations d'urgence fréquentes.

Minimisez tout cela en mettant en pratique...

Tenez un agenda papier ou numérique, ou bien utilisez une application de gestion du temps permettant de planifier vos activités.

Identifiez vos priorités et consacrez du temps aux tâches les plus importantes, en restant concentré.

Vous évitez la procrastination si vous abordez les tâches difficiles ou ingrates en premier.

Apprenez à dire non aux demandes qui ne sont pas essentielles à vos priorités.

Planifiez des pauses régulières pour vous détendre, éviter la fatigue et prendre du recul.

VI - L'IMPORTANCE DE L'ACTIVITÉ PHYSIQUE

Je vais vous présenter maintenant mon amie Charlotte, qui devait lutter contre une alimentation émotionnelle assez « violente » comme elle me disait parfois, sans jamais arriver à démarrer quoi que ce soit sur un plan physique. Je lui proposais d'aller marcher ensemble, mais visiblement son emploi du temps refusait obstinément de lui laisser un quelconque espace pour cela.

Un soir d'hiver, pourtant, elle me téléphone et me demande...

— Dany, tu viens avec moi ?

— Euh... Oui... Faire quoi ?

— Des photographies !

— Mais il fait nuit !

— Justement !

Et c'est comme cela que l'aventure a commencé. Charlotte ne pouvait trouver de temps pour de l'exercice physique pour faire de la marche, mais du temps pour faire des photographies en marchant dans la ville, là, OUI !

En noir et blanc, à l'argentique, des gens qui se hâtent, des manèges de Noël, les éclairages anciens d'un boulevard, des trottoirs mouillés, des voitures anciennes, des façades garnies de sculptures étranges, tout cela méritait bien d'être photographié. Résultat ? Bien deux à trois fois par semaine et sans s'en rendre vraiment compte, entre cinq et six kilomètres, jusqu'à dix, en exploration à trouver le modèle parfait !

Le message de Charlotte et le mien par conséquence sont que…

L'importance de l'activité physique ne peut être sous-estimée lorsqu'il s'agit de votre bien-être physique et émotionnel. Penchons-nous sur les nombreux avantages que l'activité physique peut offrir à votre corps et à votre esprit. Peu importe que vous soyez un amateur de sport passionné ou que vous ayez une aversion caractérisée pour l'exercice, il me semble important de comprendre comment l'activité physique peut, non seulement, contribuer à votre forme physique, mais également jouer un rôle clé dans votre gestion du stress, votre prévention de votre faim émotionnelle et votre amélioration de votre bien-être émotionnel.

Trois points qui s'entrecroisent, influer sur votre humeur, réduire le stress et améliorer la confiance en soi, et qui se complètent parfaitement.

Comme Charlotte, vous allez apprendre - et mettre en pratique - comment intégrer l'activité physique de manière réaliste dans une routine quotidienne, que vous ayez une vie trépidante ou que vous recherchiez des moyens simples de bouger davantage. Utilisez le potentiel transformateur qu'est l'activité physique pour votre corps et votre esprit, en adoptant un mode de vie actif qui favorise votre bien-être émotionnel, devenant optimal.

Les avantages de l'exercice

Reprise de mes notes et du fil conducteur de ce chapitre…

Nous avons vu que l'exercice contribue à la gestion du poids, en brûlant des calories. Je parle de gestion ce qui implique, perdre du poids, maintenir un poids corporel sain et idéal ou éviter la prise de poids excessive. Mais ce n'est pas tout, car l'un des avantages les plus évidents de l'exercice est l'amélioration de la forme physique et mentale. L'activité physique régulière renforce vos muscles, augmente votre endurance et améliore votre condition physique en généra , tout en « aérant vos neurones ! » comme dit l'un de mes amis, coach sportif à domicile.

D'après lui, cela va même beaucoup plus loin. La marche rapide, la course à pied ou la natation, renforce le cœur et les vaisseaux sanguins, les articulations, le fonctionnement des tendons et des cartilages, le risque de maladies cardiaques, aide au renouvellement des cellules, limite les risques d'hypertension artérielle et autres problèmes cardiovasculaires. Des activités telles que la musculation - même légère - et la marche, renforcent les os, prévenant l'ostéoporose et les fractures.

Tout cela, vraiment ? Pourriez-vous vous demander…

« LE FAIT DE MARCHER ET DE FAIRE DE L'EXERCICE PHYSIQUE INDUIT DES EFFETS BÉNÉFIQUES À TOUS LES SYSTÈMES DE NOTRE CORPS. »

Ah, j'oubliais, l'exercice régulier, y compris de simples étirements, améliore aussi la flexibilité et la mobilité articulaire, ce qui permet de réduire le risque de blessures.

Mais chaque exercice que vous mettez en place régulièrement va surtout avoir un impact significatif sur votre bien-être émotionnel, avec les fameuses endorphines, les chères petites « hormones du bonheur ».

En plus, pas besoin d'aller dans une pharmacie, parce que c'est votre corps lui-même qui les fabrique !

Ces substances chimiques naturelles ont la capacité de stimuler votre humeur et de réduire les sentiments de stress et de dépression. En conséquence, tout exercice peut être un moyen puissant de gérer vos émotions et d'améliorer votre bien-être émotionnel en général.

L'exercice régulier va contribuer à une meilleure qualité de votre sommeil, favorisant l'endormissement, en réduisant certains troubles, vous vous réveillez reposé et prêt à affronter la journée.

Lorsque vous vous engagez dans une activité physique, que ce soit en solo ou en groupe, vous avez l'occasion de rencontrer des personnes, de rejoindre des groupes d'entraînement ou de participer à des événements sportifs. Ces interactions sociales vous procurent un sentiment d'appartenance, de soutien et de camaraderie, renforçant ainsi vos liens sociaux.

L'exercice contribue à réduire votre faim émotionnelle, puisque vous améliorez aisément votre humeur. Actif et de bonne humeur, la nourriture n'est plus votre réconfort émotionnel, vous ne mangez plus en réponse, acquérant ainsi votre équilibre émotionnel. Votre exercice va donc bien au-delà des avantages physiques, jouant un rôle essentiel dans votre situation émotionnelle, améliorant votre humeur, favorisant un sommeil de qualité, renforçant votre confiance en soi, tout en enrichissant vos relations sociales.

Choix d'activités adaptées à votre style de vie

Le choix d'activités physiques adaptées à votre style de vie est essentiel pour que celles-ci deviennent une habitude durable et bénéfique et qui fait plaisir. Considérez vos centres d'intérêt et optez pour des activités qui vous attirent.

Il est évident que vous devez adapter votre exercice à votre emploi du temps et à votre disponibilité, ainsi qu'à votre santé globale, au moment où vous débutez. Consultez votre médecin de famille pour prendre son avis.

Par ailleurs, dans la pratique, si vous avez un horaire chargé, optez pour des activités courtes, comme des entraînements HIIT, High-Intensity Interval Training, qui ne nécessitent que peu de temps, mais une bonne forme au départ, d'où la nécessité d'une visite de routine chez votre médecin.

Si vous avez plus de temps disponible, envisagez des activités plus longues, et en plein air, comme des randonnées plus ou moins longues et avec plus ou moins de dénivelés. Explorez également les options d'activités locales, les clubs de marche, les cours de yoga en plein air ou les équipes sportives amateurs dans votre région. Rejoindre des petits groupes locaux peut être une excellente manière de rester motivé et de rencontrer de nouvelles personnes.

Tout est bon pour une pratique transparente, l'escalier au lieu de l'ascenseur, la marche au lieu du bus, toutefois en tenant compte de vos contraintes physiques. Variez aussi vos activités, ou vos trajets habituels, pour éviter l'ennui. Alternez entre la course, la natation, le vélo, la musculation, le yoga, la danse, la gymnastique énergétique nommée taï chi... La variété dans vos activités vous garde motivé et engagé.

Fixez-vous des objectifs d'exercice réalistes en fonction de votre niveau de forme physique actuel, augmentez progressivement l'intensité et la durée de vos séances pour vous éviter des blessures. Commencez à la maison sur un tapis de mousse, des étirements sont parfaits pour vous remettre en route !

L'intégration de l'exercice dans votre vie quotidienne

Êtes-vous sûr que vous devriez absolument regarder les « news » à la télé ? Passez en revue ce qui vous apporte des sujets de tension ou d'anxiété. Listez ce que vous pouvez changer, pour remplacer cela par de l'activité physique qui devient une habitude durable.

Planifiez votre exercice en bloquant du temps, tout comme vous le feriez pour une réunion ou un rendez-vous, faites de votre exercice une priorité, vous augmentez les chances de le maintenir régulièrement. De surcroît, vous pouvez identifier des moments de votre journée au cours desquels vous pouvez insérer de courtes séances d'exercice. Par exemple, marcher ou faire quelques exercices d'étirement, ou de respiration.

Ma note ici en recoupe une autre… Mais c'est vraiment intéressant, parce que c'est transparent ! Optez pour des moyens actifs de vous rendre d'un endroit à l'autre, marcher, trottinette ou vélo pour aller d'un point à un autre, c'est déjà intégrer activement de l'exercice dans votre routine.

Privilégiez des activités qui nécessitent un minimum l'effort physique dans vos loisirs. Par exemple, choisissez de jouer au badminton, au volley-ball ou au basket-ball avec des amis, au lieu de rester à la maison.

Certaines applications de suivi de votre condition physique peuvent vous rappeler de faire de l'exercice, et même suivre vos progrès.

Profitez des occasions pour brûler des calories en accomplissant des tâches ménagères, telles que le nettoyage de la maison ou le jardinage, de l'exercice en famille, chasse au trésor, croquet, cueillette de baies sauvages ? Et pourquoi pas aider votre voisin à tondre la pelouse ?

Toutefois, restez flexible dans votre routine d'exercice, lors d'un événement inattendu, adaptez votre emploi du temps, et vous pourrez rattraper votre exercice plus tard dans votre journée, ou le lendemain.

Il serait dommage que vous vous donniez à vous-même du stress à cause de cela, n’est-ce-pas ?

VII - GÉRER VOS FRINGALES ET VOS ENVIES

Chère Lectrice et Cher Lecteur.. C'est le moment de boire un grand verre d'eau de source, car nous allons parler grignotage !

Et à propos de source, eh bien, je dirai qu'il y en a toujours une, qui est une cause, et qui induit des effets. En matière de fringales et de grignotage, rien n'est insurmontable. Nous avons déjà fait ensemble une grande partie du chemin, listé les raisons et les causes, listé les actions possibles.

Les fringales et grignotage sont des pulsions soudaines et pour certaines personnes, irrésistibles, et de surcroît, pour des aliments souvent peu sains.

Quelle que soit votre situation, vous pouvez chercher à éviter de grignoter entre les repas, à résister à des tentations dans les magasins ou à surmonter des envies liées à des émotions, j'ai le plaisir ici de vous fournir les meilleurs outils pratiques, glanés depuis des années, et que j'ai soigneusement rassemblés dans mes petites notes. Prêt pour apprendre le contrôle et le pouvoir de choisir ?

Comprendre et contrôler les fringales

Un ami m'a raconté un jour que sa fringale était devenue une sorte de composante d'une forme de rituel, qui « remplissait » sa vie à un moment donné et précis, lui permettant de s'évader d'un événement qui pressentait comme difficile à vivre. C'était en relation avec son travail, bien sûr, et concernait des réunions régulières, aux allures de « grand raout », généralement longues et pénibles pour lui. Il mangeait AVANT, pour se donner du courage, PENDANT pour oublier l'ennui, et APRÈS pour décompresser ! Mais avec le temps, il m'a confié qu'il avait mis en place un véritable rituel, avec accoutumance, au point de ne plus pouvoir assister à une quelconque réunion sans en passer par tous les stades de celui-ci.

Pour comprendre les origines des fringales, il est donc essentiel d'explorer les divers facteurs physiologiques, psychologiques et émotionnels qui peuvent contribuer à ces désirs alimentaires soudains et irrésistibles, en plus de ceux que nous avons déjà abordés.

Il faut savoir que la véritable fringale touche le sportif, de façon inattendue, par une faim intense et un épuisement soudain, mais par extension, une grande faim soudaine peut être nommée ainsi.

Du point de vue physiologique, votre corps régule naturellement la sensation de faim et de satiété grâce à un système complexe d'alertes et de signaux, gérés par des hormones telles que la ghréline, qui stimule l'appétit, et la leptine, qui indique la satiété.

Bien évidemment, les variations des niveaux hormonaux, des cycles de sommeil perturbés ou des restrictions alimentaires à l'excès peuvent perturber toute régulation naturelle. La fringale est une alerte du corps qui tente de compenser un déséquilibre nutritionnel, parfois « en urgence ».

Mais ce n'est pas la seule cause, et je vous demande alors ici, si, selon vous, une association mentale d'émotions, de souvenirs, d'événements peuvent conduire à cause psychologique d'une fringale ? La réponse est oui !

Anxiété, stress, ennui, rappel d'une situation douloureuse, tristesse, tous peuvent conduire à des envies brutales d'aliments de confort ou réconfortants, les « confort food », dont les calories atteignent des sommets !

De telles associations peuvent être renforcées au fil du temps, sur lesquelles des strates de croyances viennent apporter leur histoire, pouvant nous mettre face à un problème inverse, l'aliment qui devient un déclencheur de fringale.

Les facteurs émotionnels impliquent une mise en action de récompense que nous nous donnons ou d'une consolation immédiate que nous cherchons, à la suite d'un sentiment de malaise, alors que la nourriture devient un moyen de soulager cette détresse émotionnelle.

La fringale de ce type n'est JAMAIS une faim physique, mais est influencée par une gamme complexe de facteurs, et chaque ensemble de facteurs est… propre à chacun ! Votre rôle de détective doit à nouveau être mis en action, pour permettre la reconnaissance de vos facteurs, dirigeant l'adoption de stratégies pour anticiper et contrôler.

Pour déjouer les déclencheurs des fringales, il est nécessaire de les identifier.

Une planification alimentaire soigneuse est indispensable pour les prévenir, en consommant des repas équilibrés, avec des en-cas sains et raisonnables, en intercalaires, tout au long de la journée, permet de maintenir un niveau d'énergie stable et d'éviter les baisses brutales de glycémie.

Je vous conseille de prévoir des repas réguliers à des heures fixes pour éviter les périodes de faim intense, ce qui concrètement peut se traduire par un copieux petit déjeuner le plus tôt possible, un en-cas en milieu de matinée, votre repas de midi, un autre en-cas en milieu d'après-midi, et un dîner léger le soir.

Le dîner du soir doit être léger ? Oui, je confirme, sinon ce que vous mangez le plus tardivement dans la journée se transforme en sucre et en graisse, alors qu'un copieux petit déjeuner vous fournit toute l'énergie dont vous avez besoin, sans infliger à votre corps des efforts de digestion et de récupération de sucre ou de graisse pour tenir le coup. Logique, ne trouvez-vous pas ?

Créez un environnement qui facilite vos choix alimentaires sains. Grand nettoyage dans vos armoires, en éliminant les aliments hautement transformés et riches en calories vides, en les offrant à une banque alimentaire. Gardez toujours des options nutritives à portée immédiate de main, comme des fruits, des légumes frais coupés, des noix ou du kéfir faible en gras. Si tentation il y a, elle ne peut être préjudiciable !

Contrôler vos portions est une stratégie clé pour prévenir les fringales. Nous avons déjà largement abordé cet aspect, j'ajouterai que dans la pratique, manger lentement et ne pas se servir deux fois permet de réguler les choses. Cette pause permet à votre corps de signaler la satiété.

Oubliez les régimes draconiens ou les restrictions caloriques excessives, car elles peuvent souvent conduire à des fringales. Lorsque vous vous privez de certains aliments, vous pouvez finir par avoir des envies irrésistibles pour ces mêmes aliments, par phénomène compensatoire. En d'autres termes, si vous adoptez une approche équilibrée de votre alimentation, qui intègre des aliments que vous aimez, de temps en temps, peut vous aider à prévenir les fringales déclenchées par la privation.

Stratégies pour gérer les envies

Voici un autre aspect du danger de l'alimentation émotionnelle, ou de l'aspect des étiquettes insuffisamment précises, ou insuffisamment étudiées.

Un souvenir me revient à l'esprit, celui de mon amie Annabelle, qui m'a confié avoir opéré une « révolution » dans son alimentation, lui permettant de guérir de maux dans les jambes, dans les articulations des bras et des poignets ainsi que de maux de tête qui ne cédaient plus à rien. De plus, elle m'a confirmé qu'elle « s'anesthésiait » pour échapper à la douleur, avec des aliments hyper-sucrés. Voici ce qu'elle ajoutait...

— Tu sais Dany, les trois premiers mois ont été extrêmement difficiles sur un aspect étrange. C'était le temps incroyable qui m'était nécessaire pour faire mes courses, parce que passer dans les allées avec un chariot et de tendre, machinalement, un bras à droite puis un à gauche, pour sortir du rayon le produit habituel, avait purement et simplement volé en éclats ! Je devais prendre quatre paquets pour lire les étiquettes, en reposer trois, avoir un doute sur le dernier pour finalement… le reposer. C'était affreux !

— Et tu t'en es sortie comment ?

— J'ai une liste constante de laquelle je ne sors pas, et j'ai clairement défini que le reste n'est pas bon pour moi, donc je ne m'y intéresse pas.

Avec mon exemple, vous percevez que la gestion des envies alimentaires, tout comme celle des fringales, nécessite des stratégies efficaces pour que vous puissiez maintenir une alimentation équilibrée et atteindre vos objectifs en termes de poids ou de santé.

La première étape pour gérer les envies est de les identifier. Apprenez à reconnaître quand vous ressentez une envie soudaine de manger un aliment spécifique.

Il y a des additifs dans les aliments industriels qui sont utilisés pour que vous AYEZ des envies irrésistibles d'un ou de produits. La désaccoutumance est douloureuse, mais elle en vaut le jeu, celui de votre bien-être et de votre santé !

La distraction peut se révéler être une méthode utile pour gérer les envies. Lorsque vous ressentez une envie de manger, occupez votre esprit, et/ou vos mains, c'est très important, avec une activité différente, et buvez de l'eau. Cela peut être aussi simple que d'entamer une marche, de vous plonger dans un livre passionnant ou de discuter avec la voisine. En détournant votre attention de l'envie, vous pouvez ruser et fréquemment la surmonter.

Il peut être utile d'attendre quelques minutes avant de céder à une envie. L'impulsion de l'envie est temporaire et s'estompe si vous ne réagissez pas immédiatement en mangeant. Donnez-vous du temps pour réfléchir si vous avez vraiment besoin de l'aliment qui vous dérange les papilles.

Manger en pleine conscience peut gérer les envies. Si vous choisissez de répondre à une envie, faites-le consciemment.

Humm... Profitez, savourez chaque bouchée, soyez attentif aux saveurs et aux textures, et appréciez pleinement l'expérience. Cela peut vous aider à, sur l'instant, à éviter la surconsommation et à satisfaire votre envie de manière plus modérée. Mais il vous restera quelques progrès à faire, entendons-nous bien !

Si vous avez envie de quelque chose de sucré, envisagez de manger des fruits secs, des dattes Medjoul, des figues, plutôt que des bonbons.

Si vous avez envie de chips, choisissez des légumes crus, de qualité, ayant du goût, croquez céleri, carottes, radis.

Vos aliments de substitution sains vous permettent de satisfaire vos envies sans compromettre vos objectifs de poids et de santé.

Les aliments de substitution sains

Des légumes ? Oui, par exemple la petite boîte que vous achetez pour grignoter au bureau ? La mayonnaise est souvent présente dans ce genre de plats pour apporter de la saveur, alors que les légumes n'en ont pas.

Ce qui veut dire que les aliments de substitution sains doivent être des alternatives nutritives qui vous permettent de satisfaire vos envies, tout en respectant vos objectifs de santé et de gestion de votre poids, vous apportant vitamines, minéraux et… plaisir.

Je n'ai pas pour vocation, avec ce livre, de vous donner des recettes, mais j'ai établi cette liste d'aliments avec mon amie Annabelle, dont je vous ai parlé en début de ce chapitre.

Tous, sans exception, sont des aliments SAINS de substitution.

En ***gras***, ce qui fait ***problème***, ensuite son ou ses remplaçants, et pour finir, comment utiliser ou cuisiner… À vos couteaux et fourneaux !

Chocolat. Cacao en poudre non sucré.

Saupoudrez du cacao en poudre non sucré sur des fruits, du yaourt grec ou incorporez-le dans un smoothie.

Chips. Légumes crus, carottes, concombre, céleri, radis.

Coupez les légumes en bâtonnets et trempez-les dans de l'houmous ou de Tzatziki à base de kéfir ou de yaourt nature.

Bonbons. Fruits secs, abricots, figues, dattes Medjoul ou baies.

Les fruits secs offrent une touche de douceur naturelle, particulièrement les baies rouges.

Frites. Frites de patates douces maison.

Coupez des patates douces en bâtonnets, ajoutez un peu d'huile d'olive et faites-les cuire au four jusqu'à ce qu'elles soient croustillantes.

Crème glacée. Yaourt grec non sucré avec des fruits.

Mélangez du yaourt grec non sucré avec des fruits frais ou des baies pour obtenir une alternative riche en protéines.

Croustilles. Popcorn à l'air.

Préparez du popcorn à l'air et ajoutez des assaisonnements sains comme du paprika, du curcuma, du poivre noir ou du parmesan râpé.

Soda sucré. Eau pétillante avec des tranches de citron, de concombre ou de menthe.

Rafraîchissez-vous avec de l'eau pétillante aromatisée naturellement. Excellente boisson détox.

Pizza à croûte épaisse. Pizza à croûte de chou-fleur ou de courgette.

Remplacez la croûte épaisse par une base de légumes pour réduire avantageusement les glucides et... apporter un goût nouveau !

Pain blanc. Pain complet ou à grains entiers.

Optez pour des options de pain plus riches en fibres pour une meilleure satiété.

Sauces riches en calories. Salsa, yogourt grec, kéfir ou purée d'avocat.

Utilisez ces alternatives pour ajouter de la saveur à vos plats sans les calories supplémentaires.

Biscuits sucrés. Biscuits à l'avoine ou aux fruits à base de farine complète.

Les biscuits à l'avoine ou aux fruits à base de farine complète sont moins sucrés et plus riches en fibres.

Craquelins. Craquelins de blé entier ou de seigle.

Les craquelins de blé entier ou de seigle sont plus nutritifs que leurs homologues raffinés.

Soda « light » ou diététique. Eau infusée de fruits.

Infusez de l'eau avec des tranches de citron, d'orange, de concombre, de menthe, ou d'autres fruits pour une boisson rafraîchissante, sans calories vides.

Barres de céréales sucrées. Barres de céréales à base de noix, de dattes, de graines et de fruits secs.

Les barres de céréales à base d'ingrédients naturels sont riches en fibres, en protéines et en bons nutriments.

Sauce pour pâtes à base de crème. Sauce pour pâtes à base de tomates, d'ail et d'huile d'olive.

Optez pour des sauces pour pâtes plus légères à base de tomates pour réduire les calories. À faire vous-même, tellement facile !

Fromage industriel à pâte dure. Fromage traditionnel à pâte plus molle, comme le fromage cottage, faible en gras, pensez à chèvre ou mouton !

Les fromages à pâte molle sont souvent moins riches en matières grasses et en calories.

Bifteck. Poulet grillé, dinde ou poisson.

Optez pour des protéines maigres pour réduire la teneur en matières grasses saturées.

Boulettes de viande. Purée aux légumes et aux lentilles.

Les boulettes à base de légumes et de lentilles sont riches en fibres et en protéines végétales.

Beurre de cacahuète sucré. Préférez le sans sucre ajouté.

Le beurre de cacahuète naturel est une option plus saine sans les sucres ajoutés souvent présents dans les versions sucrées. Toutefois, le beurre de cacahuète doit rester une exception, la cacahuète n'est malheureusement pas une noix.

Chips de pomme de terre. Chips de légumes « fait maison ».

Préparez des chips de légumes en tranches fines, assaisonnez-les légèrement et faites-les cuire au four pour une alternative plus saine.

Lorsque vous ressentirez une envie pour un aliment spécifique, consultez cette liste d'aliments de substitution sains pour faire des choix plus équilibrés. Ces alternatives vous aideront à satisfaire vos envies tout en favorisant une alimentation plus nutritive.

Conseil d'Annabelle...

"Les Japonais ont ceci de fantastique. Les haricots rouges sont cuisinés de mille façons, y compris en compositions sucrées de leur sucre naturel, bourrés de protéines !"

VIII - IMPORTANCE DU SOMMEIL ET DE LA RÉCUPÉRATION

Chère Lectrice et Cher Lecteur, je vous ai déjà parlé de la relation entre le repas du soir et du sommeil, et ce dernier est bien meilleur sur un plan santé et qualité, si vous souhaitez retrouver ou maintenir votre poids idéal. C'est pourtant une évidence que, j'en suis certain, vous connaissez, cependant la vie sociale et dans certaines régions ou grandes villes, le rythme de la vie rend les choses bien difficiles. Et puis, c'est le soir que nous allons au restaurant, c'est le soir que nous avons un « drink-after-work », c'est le soir que nous discutons avec notre famille et... à table.

Pourtant, l'importance du sommeil et de la récupération est un sujet crucial que vous devez explorer si vous cherchez à maintenir un poids santé et à améliorer votre qualité de vie. Le sommeil est bien plus qu'un simple besoin de repos, c'est un élément essentiel de votre bien-être physique et mental, pilier fondamental de votre réussite dans tout votre parcours vers votre bien-être pondéral.

Sommeil et perte de poids

Le lien entre le sommeil et la perte de poids est complexe et multifactoriel, toutefois, je me dois de le simplifier pour vous, ce que je fais dans ce chapitre, notamment en vous transmettant mes notes, quant aux mécanismes qui expliquent pourquoi un sommeil de qualité est essentiel pour soutenir vos efforts de perte de poids.

Le sommeil joue avant tout un rôle crucial dans la régulation des hormones de la faim, dont j'ai déjà parlé, notamment la leptine et la ghréline. Lorsque vous manquez de sommeil, votre corps se sent obligé de produire plus de ghréline, une hormone qui stimule l'appétit, et moins de leptine, qui supprime l'appétit, de façon à ce que vous puissiez, par l'alimentation, compenser le manque de sommeil.

Jusque-là, rien de bien compliqué à comprendre. Je dirais ensuite qu'un sommeil insuffisant peut rendre plus difficile votre prise de décisions judicieuses. Les circuits du cerveau liés à la récompense deviennent plus actifs, surtout en réponse à des aliments riches en calories, lorsque vous manquez de sommeil, ce qui peut vous inciter à choisir des aliments moins sains.

Les personnes qui dorment peu ont aussi tendance à consommer davantage de calories, en particulier sous forme de glucides et de gras. Cette surconsommation de calories peut contribuer bien évidemment à la modification de poids, par phénomène de tentative d'équilibrage.

Et puis encore, votre manque de sommeil peut perturber votre métabolisme, affectant directement la manière dont votre corps utilise l'énergie et stocke les graisses, pour rappel ici, car nous en avons déjà largement parlé.

Enfin, pendant votre sommeil, il n'y a que vous qui dormiez ! Je plaisante, mais c'est presque la vérité. Votre corps s'active et effectue tous les processus de récupération et de réparation, notamment la synthèse de vos protéines musculaires. Un sommeil inadéquat peut entraver ces processus, ce qui peut affecter négativement votre composition corporelle, sans parler de variations possibles de l'humeur, de l'anxiété, ou de comportements soudain différents.

Les conseils, parmi les meilleurs, pour améliorer la qualité du sommeil

Ils sont au nombre de douze, et je vous donne ci-dessous, in extenso, mes notes à ce sujet et pour chacun d'entre eux.

Améliorer la qualité de votre sommeil, pour qu'il devienne réparateur, favorise la gestion du poids et le maintien d'un mode de vie sain, le renouvellement des cellules…

Établissez une routine de sommeil. Vous coucher et vous réveiller à la même heure chaque jour, même les week-ends. Cette routine régulière, loin d'être stupide, aide à réguler votre horloge biologique, ce qui facilite votre endormissement et votre réveil.

Créez un environnement propice au sommeil. Le lieu où vous dormez doit être sombre, calme et frais, disposant de rideaux occultants. Des bouchons d'oreilles en cire naturelle ou un masque de sommeil peuvent être utiles. Assurez-vous que votre matelas est en bon état, réduisez les oreillers qui propulsent la tête vers l'avant, un simple soutien du cou est de loin à privilégier.

Limitez l'exposition à la lumière bleue. C'est quoi ? Des extra-terrestres qui éclairent la chambre ? Non ! Tous les écrans, téléphones, tablettes, ordinateurs, émettent de la lumière bleue qui perturbe la production de mélatonine, l'hormone du sommeil. Supprimez les écrans au moins soixante à quatre-vingt-dix minutes avant de vous coucher. Prenez un bon livre, et une lumière douce, un peu jaune, pour que votre corps vous dise « Bonne nuit ».

Évitez les stimulants. La caféine, la théine, la nicotine, des « tas-de-trucs-en-ine » et autres stimulants, peuvent perturber votre sommeil. Limitez votre consommation de tout cela dès l'après-midi et le soir, évitez de fumer avant de vous coucher.

Faites de l'exercice régulièrement. Essayez de faire de l'exercice durant la journée, évitez absolument les séances d'entraînement intense juste avant de vous coucher.

Évitez les repas lourds avant le coucher. Déjà évoqué, cet aspect des repas riches en graisses et en épices peut provoquer des troubles du sommeil. Essayez de dîner au moins deux à trois heures avant de vous coucher, et bien plus léger !

Pratiquez la relaxation. La méditation, la respiration profonde, le yoga et la relaxation progressive sont d'excellentes techniques pour réduire le stress et favoriser votre sommeil pour qu'il revienne à une qualité acceptable et bénéfique.

Gérez le stress. Le stress peut perturber votre sommeil. Apprenez des techniques de gestion du stress pour vous détendre avant le coucher, comme la méditation ou une lecture apaisante. Laissez le bureau… au bureau, faites une coupure bureau-trajet-maison.

Limitez la consommation d'alcool. L'alcool peut vous aider à vous endormir, toutefois, le sucre contenu perturbe fréquemment le sommeil en provoquant des réveils nocturnes.

Évitez les siestes excessives. Des siestes trop longues ou trop tardives dans la journée peuvent affecter directement votre capacité à vous endormir la nuit. Si vous ressentez le besoin impérieux de faire une sieste, limitez-la à environ vingt ou trente minutes au grand maximum.

Considérez des compléments naturels. Certaines herbes et suppléments, comme la valériane, la camomille et le magnésium, peuvent favoriser le sommeil. Consultez votre médecin de famille, ou un professionnel de la santé avant de prendre des suppléments.

Consultez un professionnel de la santé. Si vous avez des problèmes de sommeil persistants, pour cela aussi, consultez. Votre médecin peut évaluer et traiter les problèmes sous-jacents tels que l'apnée du sommeil ou l'insomnie, nécessitant des tests ou un traitement particulier.

Chère Lectrice, Cher Lecteur, nous voici arrivés au terme de ce très important chapitre. En suivant l'un ou l'autre de ces conseils, ou mieux plusieurs combinés, vous allez pouvoir vous créer un environnement propice à votre repos et optimiser votre relation entre votre sommeil et la gestion de votre poids !

Un sommeil de meilleure qualité vous permet de prendre des décisions judicieuses, de maintenir un métabolisme sain et de mieux gérer votre appétit, contribuant ainsi à vos objectifs de bien-être et de santé.

Comment garder la motivation ? C'est tout de suite, ici...

IX - SUIVI ET MOTIVATION

Un souvenir me revient à l'esprit, celui de mon amie Annabelle, qui évoquait deux ou trois mois difficiles au début, quant au choix des aliments et la lecture des étiquettes. Je me sers de son exemple pour aborder ce chapitre, car il y a une suite... Annabelle a trouvé une stabilité des plus motivantes après trois ou quatre semaines de vacances, me confiant que la « rupture » avec son environnement habituel lui avait fait du bien.

Changement, donc, et par obligation, bien loin de sa région, et à l'étranger, là où il y a du soleil, alors que chez elle, il y a de la neige. Voici en substance, ce qu'elle raconte.

— Choix de nouveaux magasins, journées découvertes bien remplies, restaurants traditionnels, levée tôt, somptueux petits déjeuners, journées très actives, visites culturelles, autant de choses qui ont propulsé MA vie vers d'autres façons de vivre... Changement de cadre, changement de rythme, tout cela a été bénéfique, activité sportive, etc... De retour, je savais enfin ce dont j'avais besoin. Et puis, surtout, j'avais tellement progressé que j'avais envie de continuer !

Eh bien, oui, le mental, le suivi et la motivation sont les clés de la réussite sur le long terme, que ce soit en sport, en apprentissage, ou en régime ! Ces trois composantes aident à maintenir les changements positifs que vous avez apportés à votre vie et à continuer à progresser vers vos objectifs d'atteinte de poids idéal et de bien-être. Ce chapitre va vous guider, à la suite d'Annabelle, dans cette phase cruciale de votre parcours, vous offrant des conseils pratiques pour rester engagé et concentré sur vos aspirations de santé.

Tenez votre journal alimentaire

Tenir votre journal alimentaire est une stratégie puissante pour suivre votre alimentation, vos habitudes alimentaires et vos progrès dans le cadre de votre parcours de perte de poids. Un journal peut commencer dès que vous vous concentrez clairement sur vos choix, et bien que cela puisse sembler simple, il s'agit de l'un des outils les plus efficaces pour prendre conscience de ce que vous mangez, pour identifier vos schémas alimentaires et pour y apporter les ajustements appropriés.

Le simple fait de noter tout ce que vous mangez et buvez durant chaque jour qui fait votre vie, vous aide à prendre conscience de vos habitudes alimentaires. Vous pouvez repérer des tendances, comme la consommation fréquente de collations malsaines à un certain moment, ou de portions excessives, à d'autres.

Un tel journal alimentaire permet d'identifier les émotions, les situations ou les habitudes qui déclenchent des fringales ou des envies alimentaires impulsives, c'est-à-dire les déclencheurs qui vous sont propres, dont vous ne pourrez trouver la liste dans aucun livre.

Les corrélations entre vie et réactions alimentaires sont alors clairement visibles. Il est aussi plus facile d'évaluer votre apport calorique quotidien. Cela vous permet de déterminer si vous consommez plus de calories que ce dont votre corps a besoin. Je rappelle ici toutefois, que c'est la QUALITÉ des aliments qui prime, bien avant même leur aspect calorique.

C'est pourquoi soigneusement noter la qualité nutritionnelle des aliments que vous consommez est important, vous suivez alors une ligne de conduite pour une alimentation équilibrée, riche en nutriments essentiels.

La transition entre aliments transformés et peu nutritifs peut s'opérer, vous permettant en quelques semaines une bascule totale avec l'élimination de ceux-ci, ou, au moins, leur diminution forte.

Il ne s'agit pas d'être précis au gramme, mais d'une prise de conscience qui va bientôt devenir une habitude saine, pour laquelle il ne vous sera plus nécessaire de réfléchir, pleinement responsable de vos décisions.

Pour tenir un journal alimentaire efficace, vous pouvez utiliser tout simplement un cahier, et pour débuter, je vous ai placé en ANNEXE de ce livre, une page que vous pouvez imprimer, ou vous en inspirer pour créer le cahier qui vous conviendra parfaitement. Je préconise le cahier et l'écriture à la main, car cela permet de prendre le temps d'une prise de conscience qui ne se produit que dans une écriture manuelle.

Toutefois, pour les adeptes du numérique, un calendrier dédié à cette analyse permet d'être complété.

Que ce soit cahier ou numérique, si vous n'avez pas le temps de prendre des notes immédiatement, vous pouvez photographier ce que vous avez bu ou mangé, une photo de rappel pour le lieu et la circonstance, et vous reprenez tout cela chez vous à tête reposée !

Fixez-vous des objectifs réalistes

Votre fixation de vos objectifs qui SOIENT réalistes est une étape fondamentale pour réussir votre parcours d'amélioration de votre poids et le maintien d'un mode de vie sain. C'est ce qu'il vous faut pour rester motivé, mesurer vos progrès et obtenir des résultats durables.

Pourquoi ? Des objectifs réalistes sont plus motivants sur le long terme. Lorsque vous pouvez voir des progrès bel et bien réels, même s'ils sont modestes, vous allez persévérer.

Fixer des objectifs que vous ne pourrez atteindre peut être décourageant, et, au passage, dangereux pour votre santé. La frustration apparaît si vous ne parvenez pas à les atteindre, et qui dit frustration dit rapidement... abandon.

Annabelle n'a pas abandonné ! Elle a soutenu ses objectifs réalistes et les a atteints, d'une façon créative et positive. Une telle démarche renforce votre confiance en vous et votre engagement.

La vie est imprévisible, c'est pourquoi des objectifs réalistes tiennent compte de cela, d'un jour « pas fait comme un autre », conçus pour être flexibles, s'adaptant aux imprévus. Ainsi, si vous avez une semaine chargée, un objectif réaliste peut être de maintenir votre niveau d'activité sur la semaine, plutôt que de viser une augmentation qui pourrait, cumulée au reste, vous épuiser.

Par ailleurs, ce type d'objectif est un « garde-fou » permettant de prévenir des comportements extrêmes, qui pourraient être tentants, des régimes draconiens ou des séances d'entraînement excessives.

Vous êtes plus susceptible de maintenir un équilibre sain lorsque vos objectifs sont raisonnables, en procédant ainsi...

Définissez des intentions claires et spécifiques. Par exemple, au lieu de déclarer que vous voulez perdre du poids, dites les choses en les quantifiant.

— Perdre 500 grammes chaque semaine à partir d'aujourd'hui.

— Marcher cinq minutes de plus par jour pour atteindre une heure.

— Dormir tous les soirs à partir de 22 : 50.

Très important ! Assurez-vous que vos « missions » peuvent être mesurées, présentement, montre ou pèse-personne. Vous devriez être en mesure de quantifier vos progrès, que ce soit en termes de poids, de performances sportives, de qualité du sommeil. Adaptez tout cela à votre style de vie, de vos envies, de vos valeurs, de votre forme générale et de vos contraintes personnelles et professionnelles.

Façonnez votre motivation pour rester sur la bonne voie

La motivation pour rester sur la bonne voie est un aspect essentiel de la réussite dans votre parcours, car elle vous pousse à poursuivre vos objectifs, même lorsque les choses ne se présentent pas bien.

Je vous renvoie à l'un des chapitres précédents, dans lequel les facteurs psychologiques sont largement étudiés. L'analyse des raisons profondes de ce qui vous poussaient à faire telle ou telle chose doit être accomplie, car la connaissance de la raison même vous fait faire, mentalement, un « grand bout » de chemin.

En d'autres termes, pour maintenir votre motivation, comprendre pourquoi vous souhaitez modifier votre poids et adopter un mode de vie plus sain est nécessaire, vital, important ou essentiel.

Ces raisons personnelles sont vos moteurs intrinsèques. Elles peuvent inclure l'amélioration de votre santé, l'augmentation de votre niveau d'énergie, l'augmentation de votre confiance en vous ou le désir de vivre une vie très épanouissante.

En lien direct avec la partie précédente de ce livre, garder une trace de vos progrès est une source de motivation en soi. Inscrivez sur votre cahier toutes vos réalisations, que ce soit en termes de perte de poids, d'amélioration de la forme physique, de sommeil de meilleure qualité ou de gestion du stress.

Surprise pour vous ! Vous trouverez, aussi pour cela, en ANNEXE, un autre tableau très pratique.

Adoptez une attitude positive, quoi qu'il arrive, est essentiel pour maintenir votre motivation. Évitez de vous blâmer ou de développer un sentiment de honte, en cas d'écarts occasionnels. Nommez ces écarts des… opportunités d'apprentissage et de croissance !

Vous allez devoir aussi récompenser vos efforts, et pour chaque étape de vos objectifs atteints. Ces récompenses peuvent être des choses que vous appréciez, comme une séance de sauna, un repas asiatique, une sortie divertissante, ou un massage.

Votre motivation peut varier au fil du temps, ce qui est normal. Il peut y avoir des hauts et des bas, des paliers. L'essentiel est que vous restiez flexible, que vous ajustiez vos objectifs, pour continuer à avancer, même lorsque votre motivation est faible.

Listez régulièrement vos raisons personnelles qui vous font entreprendre ces démarches pour renforcer votre motivation intrinsèque. Pour ces fameux paliers et « hauts et bas », je vous dis tout dans le prochain chapitre !

X - GÉRER LES PLATEAUX DE PERTE DE POIDS

— Dany ?

— Oui !

— C'est quoi un plateau ?

— Je ne parle pas de géographie ni de géologie ici, mais j'ai remarqué quelque chose… qui se produit souvent. Voici le contenu intégral de mes notes concernant cet éternel débat et cette grande question. Plateau ou pas plateau, that's the question. Dans l'ordre, pourquoi ils se produisent et que faire.

Les plateaux de perte de poids sont des périodes au cours desquelles vous constatez une stagnation, c'est-à-dire que, malgré tous vos efforts, vous ne perdez plus de poids. Cela peut être frustrant, toutefois, c'est une expérience courante pour de nombreuses personnes qui cherchent à atteindre leurs objectifs de modification de poids.

Voici les connaissances et les outils nécessaires pour faire face à ce type de plateaux de perte de poids avec confiance et détermination. L'aspect positif est que la gestion des plateaux de perte de poids est un élément clé de votre succès continu dans votre parcours vers une meilleure santé et un poids corporel optimal.

Pourquoi les plateaux se produisent-ils ?

Les plateaux de perte de poids sont des périodes où la réduction de poids ralentit ou s'arrête temporairement malgré TOUS les efforts déployés. Ces phases de stagnation peuvent être extrêmement frustrantes, j'en conviens, mais elles sont un phénomène physiologique courant. Plusieurs facteurs interviennent et se cumulent parfois.

Votre métabolisme s'ajuste en réponse à la restriction calorique. Au fur et à mesure que vous perdez du poids, votre corps fait des économies de ce qu'il a et brûle moins de calories.

La perte de poids peut entraîner la perte de masse musculaire, ce qui peut affecter votre métabolisme. Moins de muscles signifient moins de calories brûlées, simplement au repos.

Développer des habitudes alimentaires stables, en « lâchant » un peu de contrôle, rendent plus difficile la poursuite de la perte de poids. Certaines portions alimentaires peuvent augmenter sans que vous n'en ayez conscience.

À mesure que votre perte de poids progresse, votre niveau d'activité physique peut diminuer, en raison des bons résultats, ce qui réduit ce que vous brûlez.

Le stress chronique, le manque de sommeil, des horaires irréguliers peuvent contribuer aux plateaux de perte de poids. Ceci peut entraîner une surproduction de cortisol, incitant le corps à « garder » pour se défendre.

Les fluctuations hormonales, en particulier chez vous Mesdames, peuvent influencer la rétention d'eau et le stockage de graisses, ce qui donne à vivre un plateau.

La monotonie ou une forme de démotivation peuvent conduire à des plateaux.

Toutefois, tout cela n'est en aucun cas une impasse. Uniquement temporaire, je vous invite à reconsidérer votre approche, en profiter pour la réévaluer, réajuster vos objectifs et rechercher de nouvelles stratégies. Et… Les voici !

Vos stratégies pour surmonter un plateau

Chère Lectrice, Cher Lecteur, surmonter un plateau peut demander du temps et de la patience, et intime parfois une petite remise en question. L'application cohérente de stratégies peut vous aider à briser la stagnation et à poursuivre vos efforts.

L'un des moyens les plus courants pour arriver à surmonter un plateau est de réévaluer votre apport calorique, la qualité des mets, et briser la monotonie.

Je dis souvent à des personnes qui me le demandent que l'action sur une unique partie de ce qui fait que la vie change peut finalement créer un déséquilibre. Comme pour mixer une belle musique, agir simultanément sur des curseurs peut être valable !

Votre corps s'est adapté à une réduction de calories ? Une stagnation ? Qu'à cela ne tienne... Faites évoluer votre routine. Augmentez légèrement votre dépense énergétique, introduisez des variations dans votre programme d'entraînement, changez d'activités, d'intensité ou de durée pour stimuler votre métabolisme. Axez vos efforts sur votre résistance, votre vitesse, afin de stimuler la combustion de calories.

Votre sommeil, comme nous l'avons vu, joue un rôle essentiel dans la régulation de votre métabolisme. La régularité est le MAÎTRE MOT. Assurez-vous de dormir suffisamment et de manière régulière, sans écrans le soir, écoutez votre corps qui vous demande d'aller vous coucher.

Si rien de tout cela ne marche ?

Un plateau qui dure dans le temps, malgré vos efforts, doit vous faire envisager de consulter votre médecin de famille, un nutritionniste ou un entraîneur personnel. Ils vont vous fournir des conseils personnalisés vous aidant à surmonter les obstacles. Car, pour votre corps, le moindre détail compte. Ces professionnels en connaissent les moindres aspects par le détail

Optez pour une alimentation riche en aliments frais, entiers et nutritifs, de qualité, qui APPORTENT positivement à votre corps.

Ce que j'appelle les collations impulsives, les en-cas riches en calories et pauvres en nutriments entravent gravement la perte de poids. Préférez un en-cas non industriel. Conservez vos informations dans votre journa , en ANNEXE, et gardez le cap !

L'importance de votre persévérance

L'importance de la persévérance dans un parcours de perte de poids et de maintien d'un moce de vie sain est primordial. Si vous ne persévérez pas, mais que vous souhaitiez forcer la nature, votre démarche ne sera pas sans danger.

La persévérance est donc la qualité qui vous permet de continuer à avancer, lentement, mais sûrement, malgré les doutes et... les plateaux !

Tout ceci est normal. Souvenez-vous ici du sous-chapitre « Métabolisme » de ce livre. Les saisons peuvent être très importantes, l'environnement culturel aussi. Commencer un régime au mois d'octobre ou juste avant Noël est fort louable... Mais la tentation ne risque-t-elle pas d'être trop forte ?

Pour résumer, plutôt que de suivre un régime strict pendant une courte période, la persévérance vous encourage à adopter un mode de vie sain de manière continue.

Persévérance induit motivation, et motivation soutient persévérance. Créez ce cercle vertueux dans lequel vos efforts continus renforcent votre détermination et l'atteinte de vos objectifs. Sans oublier l'ensemble gestion du stress, amélioration du sommeil, réduction des risques de maladies, augmentation de votre bien-être général.

Votre persévérance agit, forte d'une qualité puissante qui vous aide à atteindre et à maintenir vos objectifs de manière pérenne.

XI - MAINTENIR UNE PERTE DE POIDS PÉRENNE

Mon médecin de famille, une femme, m'a un jour déclaré « tout de go »...

— Dany, un kilo de graisse dans votre corps, c'est sept mille calories !

Je crois qu'elle se rappelle encore des yeux que je lui ai fait !

— Oui, oui, oui, Dany, un kilo vaut sept mille ! Je fais simple, bien sûr, c'est plus complexe que cela, mais, présenté ainsi, je pense que vous percevez bien ce que cela représente.

Et là, dans ma tête, c'est formé l'illustration d'un petit tas en forme de motte de beurre, jaunâtre, qui était chacun de mes kilos à moi que j'avais en trop ! Vous la voyez aussi, la motte de graisse ? Hum... Maintenant, je pense que oui !

Il faut, pour combattre tout cela, fournir des efforts considérables, et puis, aussi, accepter d'affronter sa vérité en face.

Qui ou quoi me pousse à manger ?

Pourquoi je me porte de préférence vers tel mets ?

Ai-je vraiment faim, ou bien est-ce de l'ennui ?

Je vais risquer de replonger ?

Tout cela pour dire que... Une fois vos objectifs atteints, la phase de maintien est souvent plus complexe qu'elle n'y paraît. C'est là que se situe - aussi - un véritable défi, car il est essentiel de consolider vos réalisations et de prévenir un éventuel retour à vos anciennes habitudes.

Évitez absolument l'effet yo-yo

L'effet yo-yo puise dans votre énergie, et cela se produit lorsque vous perdez du poids, puis le reprenez, pour ensuite devoir recommencer une nouvelle phase de régime. Un tel cycle peut être nocif pour votre santé physique, et même mentale, et... contre-productif.

Vos fluctuations de poids importantes peuvent augmenter le risque de maladies cardiovasculaires, de diabète de type 2 et d'autres problèmes de santé. Avec une perte de masse musculaire, en plus de la graisse perdue, votre métabolisme le subit de plein fouet et rend plus difficile votre perte de poids à venir.

À cela s'ajoutent chez certaines personnes, des sentiments de frustration, d'échec et de démotivation, entraînant des problèmes d'estime de soi et de confiance en soi, et le regret de ce que vous avez dépensé pour mettre cela en œuvre.

Pensez aussi au fait que les régimes stricts entraînent une rigidité alimentaire, dont le maintien est rébarbatif, et… non équilibré ! Cela entraîne inévitablement des carences nutritionnelles, qu'il faut, en plus du régime, prendre en charge.

Pour toutes ces raisons, il est donc essentiel de vous concentrer sur un changement de mode de vie efficient, agissant sur plusieurs points, plutôt que de miser sur des régimes à court terme.

Un peu de bon sens, et la fuite à prendre face à de nombreux rayons de magasins d'alimentation sont de sages décisions.

Les régimes à la mode sont souvent basés sur des restrictions excessives et ne sont pas pérennes. Il est toujours plus judicieux d'opter pour des choix alimentaires sains et équilibrés que vous pourrez maintenir à long terme.

La perte de poids durable prend du temps, beaucoup de temps, parfois même plus longtemps que les semaines ou les mois qu'il vous a fallu pour « prendre » vos kilos ! Soyez donc prêt, Chère

Lectrice et Cher Lecteur, à investir votre temps et vos efforts dans votre santé à long terme plutôt que de rechercher des résultats immédiats.

Le soutien d'amis, de la famille ou d'un professionnel de la santé peut vous aider à rester sur la bonne voie et à éviter les effets yo-yo.

Apprenez à reconnaître vos véritables signaux de faim et de satiété que vous envoie votre corps.

Intégrez de nouvelles habitudes que vous pouvez stabiliser

Commencez progressivement, et utilisez l'un ou l'autre des tableaux que j'ai placés en ANNEXE. L'intégration de vos nouvelles habitudes peut transformer votre mode de vie, favoriser votre santé et faciliter votre maintien de poids. Cela demande du temps, de la patience et de l'engagement, une profonde remise en question, mais les résultats en valent la peine.

Imaginez qui vous voulez être.

Je me souviens d'une relation professionnelle qui travaillait dans un bureau. Personne ne la voyait jamais manger, mais sa voiture était une véritable réserve de bonbons, de barres de nougat au caramel et de gommes de toutes les couleurs !

C'était joli, mais…

Eh oui, il y avait un gros « MAIS » !

Un jour, je lui ai demandé…

— Que s'est-il passé ?

Elle m'a répondu avec un mélange d'humour, de dédain, de fatalité et de dérision, envers elle-même…

— Je suis grande, je pourrais être belle si je n'avais pas ces cinquante kilos de trop ! Regarde mes pieds, par rapport à moi, ils sont si petits, on dirait des pieds d'un personnage de dessin animé.

Cela m'a fait sourire, d'un sourire triste et tout cela ne répondait pas à ma question.

L'avenir m'apprit qu'elle se protégeait, s'extrayant du groupe des femmes que les hommes regardent, pour ne plus souffrir d'une relation antérieure qui avait mal tourné.

Tout cela pour dire que, chez cette personne dont je tairai volontairement le prénom, il y a autre chose de sous-jacent et d'extrêmement intime dans sa relation avec son poids.

Lorsque vous essayez d'adopter de nouvelles habitudes, il est important de ne pas vous précipiter, de comprendre pourquoi vous le souhaitez vraiment, et de porter un autre regard sur vous-même et sur vos décisions, vos croyances et votre mal-être.

Commencez par une seule habitude à la fois pour éviter de vous sentir submergé. Par exemple, commencez par boire plus d'eau chaque jour ou ajoutez une belle portion de légumes à vos repas.

Lorsque vous essayez de tout changer en une fois, cela peut être accablant, au sens propre du terme. La liste de vos nouvelles habitudes à adopter peut vous sembler insurmontable, ce qui peut entraîner des sentiments de frustration et de découragement. En commençant progressivement, vous évitez cette sensation. Et durant les phases de départ, vous pouvez faire la paix en votre intérieur, apprendre à vous aimer et vous tracer le portrait de celle ou de celui que vous VOULEZ être.

Fixez des objectifs réalistes.

Des objectifs réalistes sont votre clé pour réussir à long terme dans votre création de votre nouveau mode de vie sain. Ces « goals » vous aident à maintenir votre motivation, à réduire le stress, à améliorer votre sommeil, à renforcer votre estime de soi, tout en facilitant la planification et la réalisation de vos objectifs.

J'insiste peut-être, car mes notes ici en confirment d'autres que j'ai placé antérieurement dans ce livre. Lorsque vous vous fixez des objectifs irréalisables, vous courez le risque d'être déçu si vous ne les atteignez pas. Votre déception peut s'accompagner de sentiments de découragement et de la tentation d'abandonner vos efforts.

Un mix entre spécifique, mesurable, réalisable, pertinent, calibré dans le temps.

Définissez clairement ce que vous souhaitez accomplir, avec des indicateurs tangibles pour suivre vos progrès. Assurez-vous que tout est réalisable avec vos actuelles ressources, et que votre plan est pertinent. Fixez une date à votre objectif, ce qui vous permet de suivre vos progrès, sans jamais oublier de tolérer une certaine souplesse.

Votre plan d'action, s'il est bien conçu, vous donne une direction claire pour atteindre vos buts, passant de la réflexion à l'action de manière organisée.

Prenez également la dimension qu'ils, s'ils sont trop importants, peuvent sembler écrasants s'ils ne sont pas décomposés en étapes plus petites, plus gérables et plus agréables.

Encore une fois, restez ouvert à la flexibilité. Votre plan d'action peut nécessiter des ajustements en cours de route, en fonction de votre expérience, de votre vécu et de vos besoins.

Identifiez les déclencheurs.

L'identification des déclencheurs porte un nom. « Cues » en psychologie comportementale vient de l'anglais et signifie « repère » ou « signal ». C'est une étape fondamentale pour comprendre et changer vos habitudes, c'est pourquoi vous trouverez en ANNEXE un tableau, un journal personnel que vous pouvez améliorer, qui va vous aider, servant de guide, et vous permettre de les identifier.

Identifier ces déclencheurs permet de prendre conscience de ce qui vous pousse à agir d'une certaine manière, que ce soit en matière d'alimentation, d'exercice ou d'autres comportements.

Les émotions jouent souvent un rôle clé dans vos habitudes. Prenez l'opportunité de vérifier qu'elles existent, de les identifier et de les comprendre. Posez-vous ce genre de questions…

— Comment je me sens chaque fois que je pratique une habitude ?— Suis-je stressé, ennuyé, triste, joyeux, ou en colère ?

Prêtez attention à votre environnement physique, gros déclencheur potentiel.

— Je grignote lorsque je regarde la télévision ?

Notez les éléments de votre environnement qui sont associés à vos habitudes.

— Je grignote plus souvent le matin ou l'après-midi ?

En identifiant ces moments, vous pouvez être plus vigilant à ces déclencheurs.

— Je grignote beaucoup avec mon café le matin ?

Identifiez comment vos habitudes actuelles influencent d'autres habitudes.

— Ai-je systématiquement besoin d'un dessert après un repas ?

Identifiez ces antécédents et comment ils influencent vos habitudes.

— Quelle gratification reçois-je de telle ou telle habitude ?

Identifiez ces besoins de récompenses potentielles.

Soyez flexibles.

Je dirais que la flexibilité est un peu un jardin fertile, avec une belle terre, que vous devez cultiver. Il vous pousse un grand arbre, agrémentez les environs de fleurs. J'utilise cette image pour vous suggérer de prévoir des alternatives lorsque vos - nouvelles - habitudes sont perturbées. Si vous ne pouvez pas vous cuisiner un repas sain, ayez des options de repas sains à portée de main.

En aucun cas un écart est un échec. Acceptez qu'il est normal d'avoir des jours où vous ne suivez pas parfaitement vos habitudes.

Votre flexibilité est une forme d'auto-compassion, restez bienveillant envers vous-même, même si vous faites des ajustements ou des erreurs. Personne ne vous juge, ne devenez pas votre propre cour de Justice sans avocat de la défense !

Votre flexibilité, ajustement, adaptation... vous permettent de rester résilient et motivé dans votre parcours de changement de vos habitudes.

Récompensez-vous - et pas avec une tonne de bonbons - lorsque vous atteignez des jalons importants dans l'adoption de vos nouvelles habitudes. Faites-le au moyen d'un événement actif. Offrez-vous un week-end en gîte rural, une visite d'une capitale, une randonnée en forêt, une inscription dans une association de rock acrobatique... Toutes ces récompenses positives renforcent votre motivation et renforcent votre engagement.

Votre pleine conscience de vos habitudes vous est désormais essentielle. Soyez attentif à vos choix alimentaires. Tout compte, votre niveau d'activité physique et ce qui est en lien avec vos émotions. La profonde prise de conscience de ces aspects de votre vie vous aide à apporter tous les ajustements dont vous pourriez avoir besoin.

L'importance de votre équilibre entre plaisir et santé.

Je viens juste de faire référence à un week-end à la campagne. Une simple journée à visiter les installations d'un apiculteur vous fait du bien aussi ! Cet équilibre dont je vous parle consiste à apprécier votre nourriture, à profiter de votre vie, tout en maintenant des choix sains qui soutiennent votre bien-être général. C'est vrai pour le miel qui vaut mieux que n'IMPORTE QUEL SUCRE !

Votre satisfaction alimentaire est un élément essentiel de la relation que vous entretenez avec la nourriture. Elle consiste en votre capacité à apprécier pleinement chaque repas, à savourer les saveurs et les textures, et à ressentir un sentiment de contentement après avoir mangé. Votre satisfaction alimentaire est bénéfique à plusieurs égards.

Je dis toujours qu'elle nourrit le corps ET l'esprit !

Elle contribue à prévenir la suralimentation en vous aidant à reconnaître les signaux de satiété de votre corps, ce qui vous permet de vous arrêter lorsque vous êtes rassasié. Elle rend l'alimentation plus plaisante en vous permettant de goûter et d'apprécier ce que vous consommez, améliorant ainsi votre relation globale et quotidienne avec votre nourriture. Par conséquent, la satisfaction alimentaire a un impact positif sur votre bien-être émotionnel, en améliorant votre humeur tout en réduisant le risque de consommation émotionnelle.

Voici ma dernière note pour ce chapitre...

Cultiver votre satisfaction alimentaire peut être accompli en mangeant en pleine conscience, en prenant le temps de vous alimenter sans distractions, en vous concentrant sur chaque bouchée, en appréciant les saveurs, les odeurs et les textures des aliments que vous préparez et que vous consommez.

Apprendre à reconnaître vos signaux de faim et de satiété permet de manger lorsque vous avez faim et de vous arrêter lorsque vous êtes rassasié. Vous autoriser des indulgences occasionnelles sans culpabilité peut encourager des choix alimentaires sains. Votre satisfaction alimentaire joue un rôle crucial dans la création de votre relation saine avec la nourriture, la prévention de la surconsommation et l'adoption de choix alimentaires équilibrés.

Bon voyage vers votre nouvel équilibre global de votre alimentation !

NOTES PERSONNELLES

CONCLUSION

Je connais une pratique japonaise qui est intéressante qui se nomme « Hara hachi bu », ce qui peut se traduire par quelque chose du genre « je mange jusqu'à ce que mon estomac soit plein à 80 % ». Et vous savez quoi ? Les personnes qui pratiquent le « Hara hachi bu », un concept issu de la culture d'Okinawa, font partie de la population mondiale qui présente la plus belle longévité. Il est dit que ces personnes sont actives jusqu'à 99 ans et plus, en pratiquant le jardinage, la marche, de la méditation en mouvement, par exemple le qigong ou le tai-chi, et ce… avec 1800 calories par jour. Ils comptent aussi le record mondial de centenaires pour cent-mille habitants.

Le Japon a bien de quoi nous inspirer…

La quête d'une vie plus saine et d'un poids équilibré est un voyage personnel, qui peut vous emmener au Japon, pourquoi pas ?

Tout est parfois parsemé d'obstacles et de défis, mais chaque petit pas que vous faites dans la bonne direction compte.

Le simple fait de tenir ce livre entre vos mains est un acte de détermination et de recherche de connaissances pour améliorer votre bien-être. C'est une preuve de votre engagement envers votre santé, votre bonheur, et votre amour et confiance en soi.

Lorsque vous vous sentez découragé ou que vous êtes confronté à des défis, souvenez-vous de la raison pour laquelle vous avez entrepris ce voyage. Que ce soit pour votre santé, pour vous sentir mieux dans votre peau ou pour une meilleure qualité de vie, vos motivations sont puissantes.

N'oubliez pas que vous n'êtes pas seul dans cette aventure. Si votre voiture est pleine à craquer de biscuits, de barres de nougat au caramel et de bonbons, cherchez le soutien de vos proches, rejoignez des communautés ou des associations. Ou bien, pourquoi pas, créez la vôtre dans votre ville ou dans votre région !

Consultez des professionnels de la santé au moindre doute.

Le soutien et l'encouragement de ceux qui vous entourent peuvent faire toute la différence.

Enfin, restez bienveillant envers vous-même. La progression n'est pas toujours linéaire, et des petites entorses ou des anicroches vous permettent d'apprendre et de vous grandir.

Alors, continuez d'avancer, y compris à petits pas. Vous avez déjà accompli une étape importante en cherchant des informations et des ressources pour vous guider.

Avec détermination, persévérance et patience, vous pouvez atteindre vos objectifs de bien-être et de poids de manière saine et durable

Vous avez le pouvoir de changer votre vie pour le mieux. Continuez d'aller de l'avant, car chaque effort vous rapproche de ce que vous souhaitez devenir !

ANNEXE

J'ai le plaisir de vous offrir ici quelques tableaux qui peuvent vous permettre de démarrer, reste à vous… à vous en inspirer et à les adapter à vos besoins, en fonction de ce que vous souhaitez réussir.

Vous pouvez préférer un cahier, ou bien les utiliser directement en les plaçant dans un classeur, qui deviendra le témoignage de votre voyage.

Il me reste à vous souhaiter bonne chance !

Bien à vous !

Dany

- Suivi quotidien de mes repas émotionnels -

Heure	Ce que je mange contient…	Mon émotion avant de manger était…	Ce qui a déclenché mon émotion, c'est…	Mon envie se portait vers…

- Suivi quotidien de mes calories -

Heure	Petit-déjeuner - Entrée - Plat principal - En-cas - Goûter - Dîner -	Calorie du repas (éventl. décomposer par plat)	Cumul des calories, plat par plat	Validation de récompense

Heure	Petit-déjeuner - Entrée - Plat principal - En-cas - Goûter - Dîner -	Calorie du repas (éventl. décomposer par plat)	Cumul des calories, plat par plat	Validation de récompense
	Totaux			□□

- Inspiration quotidienne de mes menus avec liste de courses -

		à valider goût, satiété, praticité	à acheter
Petit-déjeuner	Porridge Avocat Pomme Miel Kefir		
Boisson	Thé vert Café noir		
En-cas	Dattes Medjoul Noix de Cajou nature Amandes nature		

		à valider goût, satiété, praticité	à acheter
Boisson	Eau de source Citron pressé Feuille de menthe		
Déjeuner entrée	Orange entière pelée Salade fraîche Huile d'olive Vinaigre de cidre de pomme		
Déjeuner plat	Poisson cuit vapeur Légumes croquants		
Déjeuner dessert	Fromage de chèvre		
Boisson	-		
Goûter	Figues sèches Noix		
Dîner	Soupe de légumes Lait de chèvre		

- Suivi de mes activités physiques -

	Dehors et/ou Dedans	Minutes	Minutes	Validation de récompense
Lundi				
Mardi				
Mercredi				
Jeudi				
Vendredi				
Samedi				
Dimanche				

	Dehors et/ou Dedans	Minutes	Minutes	Validation de récompense
REPORT	Idées à conserver...		Idées à intégrer...	

- Suivi de mon sommeil -

	Heure	Heure	Heures et minutes	Je note la qualité de 0 à 10
Lundi				
J'ai observé que...				
Mardi				
J'ai observé que...				
Mercredi				

	Heure	Heure	Heures et minutes	Je note la qualité de 0 à 10
J'ai observé que…				
Jeudi				
J'ai observé que…				
Vendredi				
J'ai observé que…				
Samedi				
J'ai observé que…				
Dimanche				
J'ai observé que…				

GLOSSAIRE

Acide aminé, possède des fonctions clés pour le métabolisme du corps humain, formant les protéines lorsque combinés entre eux.

Alimentation, ensemble des aliments consommés par un individu, incluant leur qualité, leur quantité et leur fréquence.

Aliment, produits comestibles qui fournissent de l'énergie et des nutriments, tels que les fruits, les légumes, la viande...

Aliments biologiques, aliments cultivés sans l'utilisation de pesticides ni d'engrais chimiques.

Aliments transformés, aliments qui ont subi des modifications depuis leur état naturel, fréquemment avec l'ajout de conservateurs ou d'additifs.

Calories, unité de mesure de l'énergie fournie par les aliments et celle brûlée par l'organisme.

Cellule adipeuse, fait partie du tissu adipeux, dans lequel les adipocytes stockent des graisses.

Cétogène, régime très faible en glucides qui vise à provoquer la cétose, un état dans lequel le corps brûle principalement des graisses pour produire de l'énergie.

Cortisol, hormone produite dans notre corps par les glandes surrénales, découverte, en 1937-38 par Tadeusz Reichstein ainsi que par Edward Calvin Kendall. Il a pour effet de préparer le corps, envoyant de l'oxygène dans les muscles pour se préparer à une fuite rapide, ou à un combat.

Diététicien, professionnel de la santé, spécialisé dans la planification de repas et l'apprentissage d'une alimentation équilibrée.

Endorphine, nommée également l'hormone du bonheur, est produite par le cerveau, dans l'hypophyse et l'hypothalamus.

Équilibre alimentaire, action de consommation par un être humain d'une variété d'aliments, dans le but d'assurer un apport complet en nutriments et en quantités appropriées.

Fibres, composante des aliments d'origine végétale qui n'est pas digérée par l'organisme mais qui est importante pour la santé digestive.

Glucides, parmi les trois macronutriments, celui-ci fournit de l'énergie, que nous trouvons dans les aliments tels que les céréales, les fruits et les légumes.

Glycémie, concentration de glucose, c'est-à-dire du sucre, dans le sang, qui est régulée par l'insuline.

Glycogène, cette macromolécule, un glucide, comprend des unités de D-glucose, en réserve dans les muscles et dans le foie.

Ghréline, cette hormone, sécrétée par l'hypothalamus, l'estomac et le pancréas, stimule l'appétit, augmente avant les repas et diminue ensuite.

Groupes alimentaires, catégories d'aliments qui partagent des caractéristiques nutritionnelles similaires, tels que les légumes, les fruits, les protéines ou les céréales.

Hydratation, maintien d'un bon équilibre hydrique dans le corps grâce à l'absorption suffisante d'eau.

Hypoglycémie, baisse de la quantité de sucre sanguin induisant une faim impérieuse et d'autres symptômes associés à des malaises.

IMC, Indice de Masse Corporelle, mesure qui évalue la corpulence en fonction de la taille et du poids, utilisée pour évaluer si une personne est en surpoids, à un poids dit de santé ou en sous-poids.

Insuline, produite par le pancréas, régulatrice de la glycémie.

Leptine, cette hormone régule la satiété, le niveau de graisse et les réserves que l'organisme a emmagasinées sous cette forme.

Lipides, parmi les trois macronutriments, celui-ci fournit de l'énergie, qui est à trouver dans les graisses et dans les huiles.

Macronutriments, les protéines aident à la réparation et croissance des tissus. Les glucides fournissent l'énergie, les graisses sont indispensables aux fonctions corporelles.

Mélatonine, cette hormone est sécrétée lors de la diminution de la lumière, gérant la régulation du rythme chronobiologique, tel que réveil au lever du jour, endormissement dans la pénombre.

Métabolisme, ensemble des processus chimiques qui se produisent dans le corps pour maintenir la vie, incluant la conversion des aliments en énergie.

Minéraux, éléments chimiques essentiels au bon fonctionnement du corps, tels que le calcium, le fer, le magnésium et le potassium.

Monosaccharide, glucide formé d'une seule molécule qui ne peut être décomposé par hydrolyse.

Nutrition, science qui étudie comment les aliments affectent la santé et le bien-être, ainsi que les processus de digestion, d'absorption et d'utilisation des nutriments.

Nutritionniste, professionnel de la santé spécialisé dans la nutrition et l'élaboration de plans alimentaires adaptés.

Parasympathique, partie du système neurovégétatif directement lié à la détente de l'organisme, permettant de conserver l'énergie et de retrouver le calme.

Persévérance, capacité à maintenir des habitudes alimentaires saines, sur une longue période, malgré les obstacles et les revers.

Plateau de perte de poids, période au cours de laquelle la perte de poids semble stagner quels que soient les efforts de suivi de régime.

Portion, quantité d'un aliment qui est consommée en une fois par un individu.

Protéines, nutriments essentiels pour la croissance et la réparation des tissus corporels, composés d'acides aminés.

Régime, régime alimentaire habituel, ou temporaire, d'une personne, comprenant les types et les quantités d'aliments consommés.

Régime équilibré, régime alimentaire qui comprend une variété d'aliments pour assurer un apport complet en nutriments.

Régime végétalien, régime éloignant de l'alimentation toute nourriture d'origine animale, incluant les œufs et le miel.

Régime végétarien, régime qui exclut la viande, mais qui peut inclure d'autres produits d'origine animale tels que les œufs et les produits laitiers.

Satiété, sensation de plénitude et de satisfaction alimentaire qui survient pendant ou après un repas.

Triglycéride, molécule de la famille des lipides que l'organisme synthétise depuis l'absorption au niveau intestinal des matières grasses.

Vitamines, substances organiques essentielles au bon fonctionnement du corps, qui doivent être fournies à ce dernier par le biais de l'alimentation.

Yo-yo, effet qui s'installe dans le corps, montrant des changements rapides et successifs entre perte et reprise de poids.

TABLE DES MATIÈRES

Printed in France by Amazon
Brétigny-sur-Orge, FR

18497169R00100